# Kuzhina Paleo

Receta të Shijshme dhe të Shëndetshme për Të Gjithë

Arjeta Lleshi

# përmbajtja

Fry aziatike me mish viçi dhe perime ............................................................................ 11
Biftekë me dru kedri me lyerje aziatike dhe sallatë me lakër ........................................ 13
Biftekë tritip të skuqur në tigan me pepperonata lulelakër ........................................... 19
Biftekë të pjekur në skarë au Poivre me salcë kërpudhash dhe dijon ........................... 21
biftekët ............................................................................................................................ 21

Dip   21

Biftekë të pjekur në skarë me sallatë salsa dhe patate të skuqura qepë të
  karamelizuara ............................................................................................................. 24
biftekët ............................................................................................................................ 24
salcë për sallatë ............................................................................................................... 24
qepë të karamelizuara ..................................................................................................... 24
Peshk i pjekur në skarë me qepë dhe hudhër "gjalpë". ................................................... 27
Sallatë Ribeye me panxhar të pjekur në skarë ................................................................ 29
Brinjë koreane me lakër xhenxhefil të zier ..................................................................... 31
Brinjë të shkurtra viçi me gremolata agrume dhe kopër ................................................ 34
Brinjë ............................................................................................................................... 34
Kungull i pjekur .............................................................................................................. 34
Gremolata ........................................................................................................................ 34
Pite mishi të stilit suedez me sallatë me kastravec dhe mustardë ................................... 37
Sallatë me kastravec ....................................................................................................... 37
Empanadat e mishit ......................................................................................................... 37
Petë viçi i pjekur në skarë mbi rukolë me perime me rrënjë të pjekura ......................... 41
Burgera viçi të pjekur në skarë me domate në një kore susami ...................................... 44
Burgers në një shkop me salcë Baba Ghanoush ............................................................. 46
Speca të ëmbël të mbushur me tym ................................................................................ 48
Burgera bizon me qepë kaberne dhe rukola ................................................................... 50
Bizon dhe bukë qengji mbi chard zvicerane dhe patate të ëmbla ................................... 53
Qofte bizon me salcë mollë dhe rrush pa fara me kungull i njomë Pappardelle ............ 56
topa mishi ........................................................................................................................ 56
Salcë me mollë dhe rrush pa fara .................................................................................... 56
Kungull i njomë papardelle ............................................................................................ 56
Bizon Porcini Bolognese me hudhër të pjekur dhe spageti ............................................ 59

- bizon djegës con carne ... 62
- Biftekë bizon me erëza marokene me limon të pjekur në skarë ... 64
- Biftek bizon i fërkuar me barishte provansale ... 66
- Brinjë bizon të ziera në kafe me gremolata mandarine dhe pure me rrënjë selino . 68
- Marinadë ... 68
- gatuaj në zjarr të ulët ... 68
- supë me kocka viçi ... 71
- Shpatulla derri pikante tuniziane me patate të skuqura pikante ... 73
- Mish derri ... 73
- Patate të skuqura ... 73
- Shpatulla kubane e derrit të pjekur në skarë ... 76
- Rosto italiane pikante me mish derri me perime ... 79
- Nishani i derrit në gatim të ngadaltë ... 81
- Zierje me mish derri dhe kungull me qimnon ... 83
- Rosto sipër ijëve të mbushura me fruta me salcë raki ... 85
- Rosto ... 85
- salcë raki ... 85
- Mish derri i pjekur në stilin Porchetta ... 88
- Ijë derri i pjekur me domate ... 90
- Fileto derri e mbushur me kajsi ... 92
- Fileto derri me kore perimesh dhe vaj hudhre krokante ... 94
- Mish derri me erëza indiane me salcë kokosi ... 96
- Skalopinë derri me mollë dhe gështenja me erëza ... 97
- Fajita me mish derri për tiganisje ... 100
- Fileto derri me port dhe kumbulla të thata ... 101
- Copat e derrit të stilit Moo Shu mbi marule me perime turshi të shpejta ... 103
- perime turshi ... 103
- Mish derri ... 103
- Copat e derrit me arra makadamia, sherebelë, fiq dhe pure patate të ëmbël ... 105
- Bërxolla derri të skuqura në tigan me rozmarinë dhe livando me rrush dhe arra të thekura ... 107
- Bërxolla derri alla Fiorentina me brokoli të pjekur Rabe ... 109
- Bërxolla derri të mbushura me Escarole ... 112
- Brinjë të tymosur me salcë mollë dhe mustardë ... 116
- Brinjë ... 116

Dip 116
Brinjë derri të pjekura në skarë me sallatë të freskët ananasi .................................. 119
zierje pikante derri............................................................................................................. 121
Gulash .................................................................................................................................. 121
Lakra .................................................................................................................................... 121
Qofte me salsiçe italiane Marinara me kopër të prerë në feta dhe qepë të skuqura
.............................................................................................................................................. 123
topa mishi............................................................................................................................ 123
Marinara.............................................................................................................................. 123
Varka me kungull i njomë të mbushura me mish derri me borzilok dhe arra pishe
.............................................................................................................................................. 125
Tas me petë me pineapple derri Curry me qumësht kokosi dhe barishte ................. 127
Empanadat pikante të mishit të derrit të pjekur në skarë me sallatë pikante me
 kastravec........................................................................................................................... 129
Pica me kungull i njomë me pesto domate të thara në diell, piper të ëmbël dhe
 sallam italian................................................................................................................... 131
Këmbët e qengjit të tymosur me limon dhe koriandër me shparg të pjekur në skarë
.............................................................................................................................................. 134
Enë e nxehtë e qengjit....................................................................................................... 136
Zierje qengji me petë me rrënjë selino ........................................................................... 138
Copat e qengjit me salcë pikante shege dhe hurma ..................................................... 140
Chutney............................................................................................................................... 140
Bërxolla qengji.................................................................................................................... 140
Koteleta Chimichurri me ijë qengji me lakër radichio të skuqur ............................... 142
Bërxollat e qengjit të përhapura me açuge dhe sherebelë me karrota dhe remoulade
 patatesh të ëmbla............................................................................................................ 144
Burgera me mish qengji të mbushura me piper të kuq ............................................... 146
piper i kuq coulis ............................................................................................................... 146
hamburgerë ........................................................................................................................ 146
Hellt e qengjit me rigon dopio dhe salce tzatziki.......................................................... 149
hell qengji ........................................................................................................................... 149
salcë tzatziki....................................................................................................................... 149
Pulë e pjekur në skarë me shafran dhe limon ............................................................... 151
Pulë e pjekur me sallatë jicama ....................................................................................... 153
Pulë 153
Sallatë me lakër ................................................................................................................. 153

Të pasmet e pulës së pjekur në skarë me vodka, karrota dhe salcë domate ............ 156
Poulet Rôti dhe Rutabaga Frites ............ 158
Tre kërpudha Coq au Vin me pure qiqrash rutabaga ............ 160
Raki pjeshke me xham të daulleve ............ 163
Glazurë pjeshke dhe raki ............ 163
Pulë e marinuar në Kili me sallatë mango dhe pjepër ............ 165
Pulë  165
Sallatë ............ 165
Kopkë pule të stilit Tandoori me raita kastravec ............ 168
Pulë  168
Kastravec Raita ............ 168
Zierje me kerri pule me perime rrënjë, shparg dhe shijen e mollës jeshile dhe nenexhikut ............ 170
Sallatë paillard pule e pjekur në skarë me mjedra, panxhar dhe bajame të skuqura ............ 172
Gjoks pule të mbushur me brokoli me salcë domate të freskët dhe sallatë Cezar . 175
Shawarma pule e pjekur në skarë me perime pikante dhe salcë me arra pishe ..... 178
Gjoks pule të pjekur me kërpudha, lulelakër të grirë me hudhër dhe shparg të pjekur ............ 180
Supë pule në stilin tajlandez ............ 182
Pulë e pjekur në skarë me sherebelë limoni dhe eskarole ............ 184
Pulë me qepë të pranverës, lakërishtë dhe rrepkë ............ 187
Pulë Tikka Masala ............ 189
Ras el Hanout daulle pule ............ 192
Kopshat e pulës të marinuara në karambola mbi spinaq të zier ............ 194
Tacos Poblano Lakra pule me Chipotle Mayo ............ 196
Zierje pule me karota të reja dhe Bok Choy ............ 198
Skuqni pulën me shqeme, portokall dhe piper të ëmbël në mbështjellëset e maruleve ............ 200
Pulë vietnameze me kokos dhe bar limoni ............ 202
Sallatë me endive me pulë dhe mollë të pjekur në skarë ............ 205
Supë pule toskane me shirita lakër jeshile ............ 207
Larg pule ............ 209
Burgera pule me salcë shqeme Szechuan ............ 211
Salcë shqeme Szechwan ............ 211
Mbulesa pule turke ............ 213

Pulat spanjolle kornish...................................................................................................215

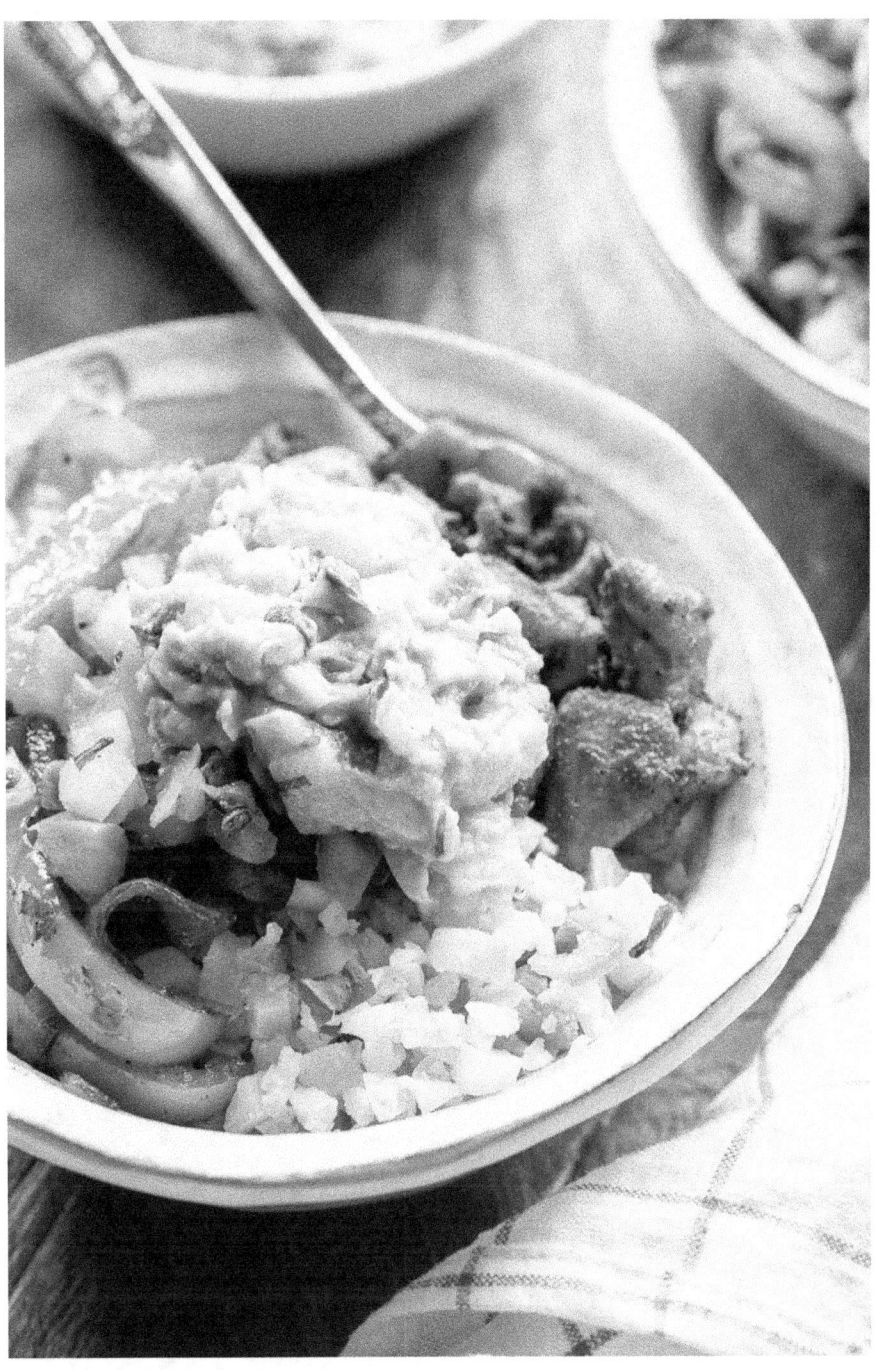

# FRY AZIATIKE ME MISH VIÇI DHE PERIME

DETYRE SHTEPIE: 30 minuta  Koha e gatimit: 15 minuta  Përdorimi: 4 porcione

FIVE SPICE POWDER ËSHTË NJË PËRZIERJE ERËZASH PA KRIPË. PËRDORET GJERËSISHT NË KUZHINËN KINEZE. AI PËRBËHET NGA PJESË TË BARABARTA TË KANELLËS SË BLUAR, KARAFILIT, FARAVE TË KOPRËS, ANISE YJEVE DHE KOKRRAVE TË PIPERIT SZECHUAN.

1½ paund fileto viçi pa kocka ose biftek i rrumbullakët viçi pa kocka, i prerë 1 inç i trashë

1½ lugë çaji pluhur me pesë erëza

3 lugë vaj kokosi të rafinuar

1 qepë e vogël e kuqe, e prerë në rrathë të hollë

1 tufë e vogël asparagus (rreth 12 ons), të prera dhe të prera në copa 3 inç

1½ filxhan portokalli dhe/ose karota të verdha të zbehura

4 thelpinj hudhre, te grira

1 lugë çaji lëvore portokalli të grira imët

¼ filxhan lëng portokalli të freskët

¼ filxhan lëng mishi me kocka viçi (shih<u>recetë</u>) ose supë viçi pa kripë të shtuar

¼ filxhan uthull vere të bardhë

¼ deri në ½ lugë çaji piper i kuq i bluar

8 gota lakër napa të copëtuar

½ filxhan bajame të thekura të grira pa kripë ose shqeme pa kripë të grira trashë (shih këshillën në faqen 57)

1. Nëse dëshironi, ngrini pjesërisht mishin për prerje më të lehtë (rreth 20 minuta). Pritini mishin në feta shumë të holla. Në një tas të madh, kombinoni mishin e viçit dhe pluhurin me pesë erëza. Në një wok të madh ose një tigan shumë të madh, ngrohni 1 lugë gjelle vaj kokosi mbi nxehtësinë mesatare. Shtoni gjysmën e mishit; gatuajini

dhe përziejini për 3 deri në 5 minuta ose derisa të marrin ngjyrë kafe të artë. Transferoni mishin në një tas. Përsëriteni me mishin e mbetur dhe një lugë tjetër vaj. Transferoni mishin në një tas me mishin tjetër të gatuar.

2. Shtoni 1 lugë gjelle vaj të mbetur në të njëjtin wok. Shtoni qepë; gatuajeni dhe përzieni për 3 minuta. Shtoni asparagus dhe karotat; gatuajini dhe përziejini për 2 deri në 3 minuta ose derisa perimet të jenë të freskëta. Shtoni hudhër; gatuajeni dhe përzieni edhe për 1 minutë.

3. Për salcën, kombinoni në një tas të vogël lëvoren e portokallit, lëngun e portokallit, lëngun e kockave të viçit, uthullën dhe piperin e kuq të bluar. Shtoni salcën te perimet në wok dhe të gjithë mishin me lëngjet në tas. Gatuani dhe përzieni për 1 deri në 2 minuta ose derisa të nxehet. Duke përdorur një lugë të prerë, transferoni perimet e viçit në një tas të madh. Mbulojeni për të mbajtur ngrohtë.

4. E gatuajmë salcën pa mbuluar në zjarr mesatar për 2 minuta. Shtoni lakër; gatuajeni dhe përzieni për 1 deri në 2 minuta ose derisa lakra të jetë e butë. Ndani lakrën dhe lëngjet e gatimit në katër pjata për servirje. Spërkateni në mënyrë të barabartë me përzierjen e mishit. Spërkateni me arra.

# BIFTEKË ME DRU KEDRI ME LYERJE AZIATIKE DHE SALLATË ME LAKËR

ZHYTJE:1 orë përgatitje: 40 minuta në skarë: 13 minuta pushim: 10 minuta Përdorimi: 4 porcione.

LAKRA NAPA NGANJËHERË QUHET LAKËR KINEZE.KA GJETHE TË BUKURA TË RRUDHURA NË NGJYRË KREMI ME MAJAT E VERDHA-JESHILE TË NDEZURA. KA NJË SHIJE DHE CILËSI DELIKATE, TË BUTË, KREJTËSISHT NDRYSHE NGA GJETHET DYLLI TË LAKRËS ME KOKË TË RRUMBULLAKËT DHE ËSHTË, ÇUDITËRISHT, NJË USHQIM NATYRAL NË STILIN AZIATIK.

1 pemë e madhe kedri
¼ ons kërpudha të thata shiitake
¼ filxhan vaj arre
2 lugë çaji xhenxhefil të freskët të bluar
2 lugë çaji piper të kuq të bluar
1 lugë çaji piper Szechuan i grimcuar
¼ lugë çaji pluhur me pesë erëza
4 thelpinj hudhre, te grira
4 bifteke viçi 4 deri në 5 ons, të prera ¾ deri në 1 inç të trashë
Lakra aziatike (shih recetë, nën, më poshtë)

1. Vendoseni pllakën e skarës në ujë; holloni dhe zijini për të paktën 1 orë.

2. Ndërkohë, për përhapjen aziatike, kërpudhat e thara shiitake i hedhim në një enë të vogël ujë të vluar; lëreni për 20 minuta për tu rihidratuar. Kulloni kërpudhat dhe vendosini në një tenxhere me shumë. Shtoni vajin e arrës, xhenxhefilin, piperin e kuq të bluar, kokrrat e piperit Szechuan, pluhurin e pesë erëzave dhe hudhrën.

Mbulojeni dhe përpunoni derisa kërpudhat të copëtohen dhe përbërësit të bashkohen; Le menjane.

3. Kullojeni pjatën e skarës. Për një skarë me qymyr, vendosni qymyr rreth perimetrit të skarës mbi nxehtësinë mesatare-të lartë. Vendoseni tabelën e skarës direkt në thëngjij. Mbulojeni dhe piqeni në skarë për 3 deri në 5 minuta ose derisa grila të fillojë të kërcasë dhe të pijë duhan. Grijini biftekët direkt mbi qymyr të nxehtë; piqni në skarë 3 deri në 4 minuta ose derisa të karbonizohet. Transferoni biftekët në një dërrasë prerëse, me anën e gatuar lart. Vendoseni dërrasën në mes të skarës. Përhapeni salcën aziatike mbi biftekët. Mbulojeni dhe piqeni në skarë për 10 deri në 12 minuta ose derisa një termometër i leximit të menjëhershëm i futur horizontalisht në biftekë të lexojë 130°F. (Për skarë me gaz, ngrohni paraprakisht skarën. Uleni nxehtësinë në mesatare. Vendoseni dërrasën e kulluar në raft; mbulojeni dhe piqeni në skarë 3 deri në 5 minuta ose derisa dërrasa të kërcasë dhe të marrë tym. Vendosini filetot në skarë për 3 deri në 4 minuta ose derisa t'i transferoni filetot në një dërrasë, me anën e skuqur lart. Vendoseni skarën për gatim indirekt; vendosni dërrasën me fileto në djegësin e fikur. Ndani përhapjen midis biftekëve. Mbulojeni dhe piqeni në skarë 10 deri në 12 minuta ose derisa një termometër leximi i menjëhershëm i futur horizontalisht në fileto të lexojë 130°F.) Vendosni raftin për gatim indirekt; vendosni dërrasën me fileto në djegësin e fikur. Ndani përhapjen midis biftekëve. Mbulojeni dhe piqeni në skarë 10 deri në 12 minuta ose derisa një termometër leximi i menjëhershëm i futur horizontalisht në fileto të lexojë 130°F.) Vendosni raftin për gatim indirekt;

vendosni dërrasën me fileto në djegësin e fikur. Ndani përhapjen midis biftekëve. Mbulojeni dhe piqeni në skarë për 10 deri në 12 minuta ose derisa një termometër i leximit të menjëhershëm i futur horizontalisht në fileto të lexojë 130°F.) ana e pjekur lart. Vendoseni skarën për gatim indirekt; vendosni dërrasën me fileto në djegësin e fikur. Ndani përhapjen midis biftekëve. Mbulojeni dhe piqeni në skarë 10 deri në 12 minuta ose derisa një termometër leximi i menjëhershëm i futur horizontalisht në fileto të lexojë 130°F.) Vendosni raftin për gatim indirekt; vendosni dërrasën me fileto në djegësin e fikur. Ndani përhapjen midis biftekëve. Mbulojeni dhe piqeni në skarë 10 deri në 12 minuta ose derisa një termometër leximi i menjëhershëm i futur horizontalisht në fileto të lexojë 130°F.) Vendosni raftin për gatim indirekt; vendosni dërrasën me fileto në djegësin e fikur. Ndani përhapjen midis biftekëve. Mbulojeni dhe piqeni në skarë për 10 deri në 12 minuta ose derisa një termometër i leximit të menjëhershëm i futur horizontalisht në fileto të lexojë 130°F.) ana e pjekur lart. Vendoseni skarën për gatim indirekt; vendosni dërrasën me fileto në djegësin e fikur. Ndani përhapjen midis biftekëve. Mbulojeni dhe piqeni në skarë 10 deri në 12 minuta ose derisa një termometër leximi i menjëhershëm i futur horizontalisht në fileto të lexojë 130°F.) Vendosni raftin për gatim indirekt; vendosni dërrasën me fileto në djegësin e fikur. Ndani përhapjen midis biftekëve. Mbulojeni dhe piqeni në skarë 10 deri në 12 minuta ose derisa një termometër leximi i menjëhershëm i futur horizontalisht në fileto të lexojë 130°F.) Vendosni raftin për gatim indirekt; vendosni dërrasën me fileto në djegësin e fikur. Ndani përhapjen midis biftekëve. Mbulojeni dhe piqeni në skarë për 10 deri në 12 minuta ose derisa një termometër i leximit të menjëhershëm i futur horizontalisht në fileto të lexojë 130°F.) vendosni dërrasën me fileto në djegësin e fikur. Ndani përhapjen midis biftekëve. Mbulojeni dhe piqeni në skarë 10 deri në 12 minuta ose derisa një termometër leximi i menjëhershëm i futur horizontalisht në fileto të lexojë 130°F.) Vendosni raftin për gatim indirekt; vendosni dërrasën me fileto në djegësin e fikur. Ndani përhapjen midis biftekëve. Mbulojeni dhe piqeni në skarë 10 deri në 12 minuta ose derisa një termometër leximi i menjëhershëm i futur horizontalisht në fileto të lexojë 130°F.) Vendosni raftin për gatim indirekt; vendosni dërrasën me fileto në djegësin e fikur. Ndani përhapjen midis biftekëve. Mbulojeni dhe piqeni në skarë për 10 deri në 12 minuta ose derisa një termometër i leximit të menjëhershëm i futur horizontalisht në fileto të lexojë 130°F.) vendosni dërrasën me fileto në djegësin e fikur. Ndani përhapjen midis biftekëve. Mbulojeni dhe piqeni në skarë 10 deri në 12 minuta ose derisa një termometër leximi i menjëhershëm i futur horizontalisht në fileto të lexojë 130°F.) Vendosni raftin për gatim indirekt; vendosni dërrasën me fileto në djegësin e fikur. Ndani përhapjen midis biftekëve. Mbulojeni dhe piqeni në skarë 10 deri në 12 minuta ose derisa një termometër leximi i menjëhershëm i futur horizontalisht në fileto të lexojë 130°F.) Vendosni raftin për gatim indirekt; vendosni dërrasën me fileto në djegësin e fikur. Ndani përhapjen midis biftekëve. Mbulojeni dhe piqeni në skarë për 10 deri në 12 minuta ose derisa një termometër i leximit të menjëhershëm i futur horizontalisht në fileto të lexojë 130°F.) Mbulojeni dhe piqeni në skarë 10 deri në 12 minuta ose derisa një termometër leximi i menjëhershëm i futur horizontalisht në fileto të lexojë 130°F.) Vendosni raftin për gatim indirekt; vendosni dërrasën me fileto në djegësin e fikur. Ndani përhapjen midis biftekëve. Mbulojeni dhe piqeni në skarë 10 deri në 12 minuta ose derisa një termometër leximi i menjëhershëm i futur horizontalisht në fileto të lexojë 130°F.) Vendosni raftin për gatim indirekt; vendosni dërrasën me fileto në djegësin e fikur. Ndani përhapjen midis biftekëve. Mbulojeni dhe piqeni në skarë për 10 deri në 12 minuta ose derisa një termometër i leximit të menjëhershëm i futur horizontalisht në fileto të lexojë 130°F.) Mbulojeni dhe piqeni në skarë 10 deri në 12 minuta ose derisa një termometër leximi i menjëhershëm i futur horizontalisht në fileto të lexojë 130°F.) Vendosni raftin për gatim indirekt; vendosni dërrasën me fileto në djegësin e fikur. Ndani përhapjen midis biftekëve. Mbulojeni dhe piqeni në skarë 10 deri në 12 minuta ose derisa një termometër leximi i menjëhershëm i futur horizontalisht në fileto të lexojë 130°F.) Vendosni raftin për gatim indirekt; vendosni dërrasën me fileto në djegësin e fikur. Ndani përhapjen midis biftekëve. Mbulojeni dhe piqeni në skarë për 10 deri në 12 minuta ose derisa një termometër i leximit të menjëhershëm i futur horizontalisht në fileto të lexojë 130°F.) Mbulojeni dhe piqeni në skarë 10 deri në 12 minuta ose derisa një termometër leximi i menjëhershëm i futur horizontalisht në fileto të lexojë 130°F.) Vendosni raftin për gatim indirekt; vendosni dërrasën me fileto në djegësin e fikur. Ndani përhapjen midis biftekëve. Mbulojeni dhe piqeni në skarë për 10 deri në 12 minuta ose derisa një termometër i leximit të menjëhershëm i futur horizontalisht në fileto të lexojë 130°F.) Mbulojeni dhe piqeni në skarë 10 deri në 12 minuta ose derisa një termometër leximi i menjëhershëm i futur horizontalisht në fileto të lexojë 130°F.) Vendosni raftin për gatim indirekt; vendosni dërrasën me fileto në djegësin e fikur. Ndani përhapjen midis biftekëve. Mbulojeni dhe piqeni në skarë për 10 deri në 12 minuta ose derisa një termometër i leximit të menjëhershëm i futur horizontalisht në fileto të lexojë 130°F.)

4. Hiqni biftekët nga grila. Mbuloni lirshëm biftekët me fletë metalike; lëreni të qëndrojë për 10 minuta. Pritini biftekët në feta ¼ inç të trasha. Shërbejeni biftekin mbi një sallatë aziatike.

Sallatë aziatike: Në një tas të madh, kombinoni 1 kokë të mesme lakër napa, të prerë në feta hollë; 1 filxhan lakër të kuqe të grirë hollë; 2 karota, të qëruara dhe të grira; 1 spec zile të kuqe ose të verdhë, të prerë dhe të prerë shumë hollë; 4 qepë të grira hollë; 1 deri në 2 speca serrano, me fara dhe të prera (shih<u>paragjykim</u>); 2 lugë gjelle koriandër të grirë; dhe 2 lugë mente të bluar. Për salcë, përzieni 3 lugë gjelle lëng limoni të freskët, 1 lugë gjelle xhenxhefil të freskët të grirë, 1 thelpi hudhër të grirë dhe ⅛ lugë çaji pluhur me pesë erëza në një përpunues ushqimi ose blender. Mbulojeni dhe përpunoni derisa të jetë e qetë. Me procesorin në punë, shtoni gradualisht ½ filxhan vaj arre dhe përziejeni derisa të jetë homogjene. Shtoni 1 qepë të grirë hollë në salcë. Hidheni mbi sallatë dhe përzieni.

# BIFTEKË TRITIP TË SKUQUR NË TIGAN ME PEPPERONATA LULELAKËR

DETYRE SHTEPIE:25 minuta Koha e gatimit: 25 minuta Përdorimi: 2 porcione

PEPERONATA ËSHTË NJË RAGU TRADICIONAL I PJEKUR NGADALË.SPECA TË ËMBËL ME QEPË, HUDHËR DHE BARISHTE. KY VERSION I ZIER I SHPEJTË, MË BUJAR ME LULELAKRËN, SHËRBEN EDHE SI PJATË ANËSORE EDHE SI PJATË ANËSORE.

2 biftekë me tre majë 4 deri në 6 ons, të prera ¾ deri në 1 inç të trashë

¾ lugë çaji piper i zi

2 lugë vaj ulliri ekstra të virgjër

2 speca zile të kuqe dhe/ose të verdha, të prera dhe të prera në feta

1 qepe, e prerë hollë

1 lugë çaji erëz mesdhetare (shih<u>recetë</u>)

2 gota lulelakra të vogla

2 luge uthull balsamike

2 lugë çaji trumzë të freskët, të prerë në rripa

1. Thani biftekët me peshqir letre. I spërkasim filetot me ¼ lugë çaji piper të zi. Nxehni 1 lugë gjelle vaj në një tigan të madh mbi nxehtësinë mesatare. Shtoni fileto në tigan; zvogëloni nxehtësinë në mesatare. Gatuani biftekët për 6 deri në 9 minuta mbi nxehtësinë mesatare (145°F), duke i kthyer herë pas here. (Nëse mishi skuqet shumë shpejt, zvogëloni zjarrin.) Hiqni filetot nga tigani; mbulojeni lirshëm me fletë metalike për të mbajtur ngrohtë.

2. Për peperonatën, shtoni 1 lugë vaj të mbetur në tigan. Shtoni piper të ëmbël dhe qepe. Spërkateni me erëza mesdhetare. Gatuani në zjarr mesatar për rreth 5 minuta ose derisa specat të jenë të buta, duke i përzier herë pas

here. Shtoni lulelakrën, uthullën balsamike, trumzën dhe pjesën e mbetur të ½ lugë çaji piper të zi. Mbulojeni dhe gatuajeni për 10 deri në 15 minuta ose derisa lulelakra të jetë e butë, duke e përzier herë pas here. Filetat i kthejmë në enën e servirjes. Masën e peperonit e hedhim mbi fileto. Shërbejeni menjëherë.

# BIFTEKË TË PJEKUR NË SKARË AU POIVRE ME SALCË KËRPUDHASH DHE DIJON

DETYRE SHTEPIE:15 minuta Koha e gatimit: 20 minuta Përdorimi: 4 porcione

KY BIFTEK FRANCEZ ME SALCË KËRPUDHASHMUND TË JETË NË TAVOLINË NË PAK MË SHUMË SE 30 MINUTA, DUKE E BËRË ATË NJË OPSION TË SHKËLQYESHËM PËR NJË VAKT TË SHPEJTË NË MBRËMJE.

## BIFTEKËT
- 3 lugë vaj ulliri ekstra të virgjër
- 1 kile shparg i ri, i prerë
- 4 biftekë të pjekur 6 ons (sup viçi pa kocka)*
- 2 lugë rozmarinë të freskët të prerë në rripa
- 1½ lugë çaji piper i zi i bluar

## DIP
- 8 ons kërpudha të freskëta të prera në feta
- 2 thelpinj hudhre te grira
- ½ filxhan lëng mishi me kocka viçi (shih recetë)
- ¼ filxhan verë të bardhë të thatë
- 1 lugë gjelle mustardë dijon (shih recetë)

1. Nxehni 1 lugë gjelle vaj në një tigan të madh mbi nxehtësinë mesatare. Shtoni asparagus; gatuajeni 8 deri në 10 minuta ose derisa të jenë të freskëta, duke i kthyer bishtat herë pas here për të parandaluar djegien. Transferoni asparagun në një pjatë; Mbulojeni me letër alumini për ta mbajtur të ngrohtë.

2. I spërkasim filetot me rozmarinë dhe piper; fshij me gishta. Në të njëjtin tigan ngrohni 2 lugët e mbetura vaj në zjarr mesatar. Shtoni fileto; zvogëloni nxehtësinë në mesatare. Gatuani për 8 deri në 12 minuta mbi nxehtësinë mesatare (145°F), duke e kthyer mishin herë pas here. (Nëse mishi skuqet shumë shpejt, uleni temperaturën.) Hiqeni mishin nga tigani, duke rezervuar yndyrën. I mbulojmë lirshëm filetot me letër alumini për t'i mbajtur të ngrohta.

3. Për salcën, yndyrës në tigan shtoni kërpudha dhe hudhër; gatuajeni derisa të zbutet, duke e trazuar herë pas here. Shtoni lëngun, verën dhe mustardën dijon. Gatuani mbi nxehtësi mesatare, duke gërvishtur çdo pjesë të skuqur në fund të tiganit. Lëreni të vlojë; gatuaj edhe 1 minutë.

4. Ndani shpargujt në katër pjata të sheshta. Sipër me fileto; hidhni salcën mbi fileto.

*Shënim: Nëse nuk mund të gjeni bifteka 6 ons, blini dy bifteka 8-12 ons dhe prejini në gjysmë për të bërë katër bifteka.

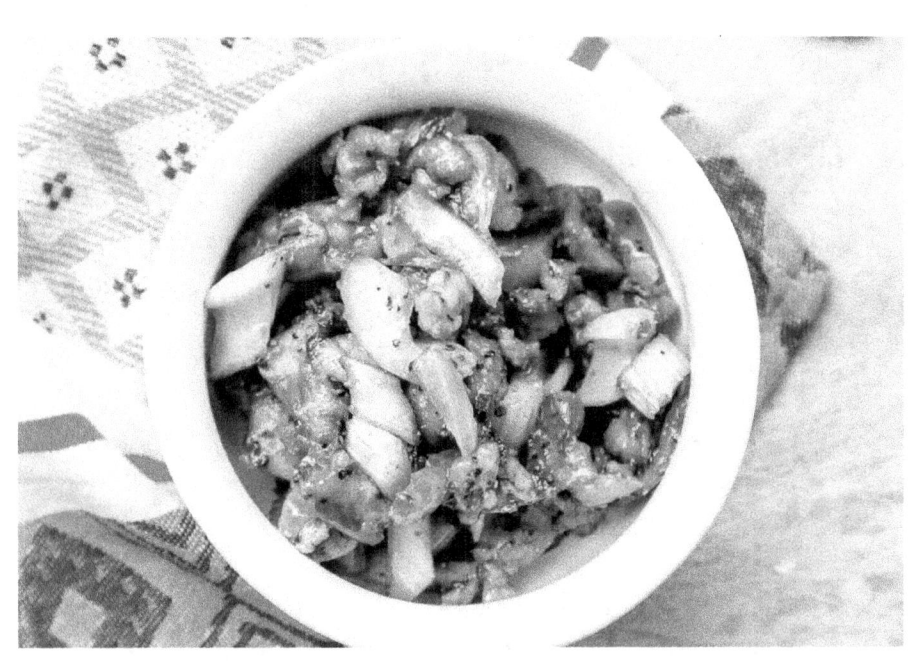

# BIFTEKË TË PJEKUR NË SKARË ME SALLATË SALSA DHE PATATE TË SKUQURA QEPË TË KARAMELIZUARA

DETYRE SHTEPIE:30 minuta Marinimi: 2 orë Pjekja: 20 minuta Ftohja: 20 minuta Pjekje në skarë: 45 minuta Përdorimi: 4 porcione

BIFTEKU I PJEKUR NË SKARË ËSHTË RELATIVISHT I RI.PRERJA E ZHVILLUAR VETËM PAK VITE MË PARË. I PRERË NGA PJESA E KRIPUR PRANË TEHUT TË SHPATULLËS, ËSHTË ÇUDITËRISHT E BUTË DHE KA SHIJE SHUMË MË TË SHTRENJTË SE SA ËSHTË, GJË QË NDOSHTA SHPJEGON RRITJEN E SHPEJTË TË POPULLARITETIT TË SAJ.

## BIFTEKËT

⅓ filxhan lëng limoni të freskët

¼ filxhan vaj ulliri ekstra të virgjër

¼ filxhan cilantro të grirë trashë

5 thelpinj hudhre te grira

4 biftekë të pjekur 6 ons (sup viçi pa kocka)

## SALCË PËR SALLATË

1 kastravec (anglisht) pa fara (i qeruar sipas deshires), i prere ne kubik

1 filxhan domate rrushi të grira në katër pjesë

½ filxhan qepë të kuqe të copëtuar

½ filxhan cilantro e grirë trashë

1 spec poblano, i pastruar nga farat dhe i prerë në kubikë (shihparagjykim)

1 jalapeño, me fara dhe të grirë (shihparagjykim)

3 lugë gjelle lëng limoni të freskët

2 lugë vaj ulliri ekstra të virgjër

## QEPË TË KARAMELIZUARA

2 lugë vaj ulliri ekstra të virgjër

2 qepë të mëdha të ëmbla (të tilla si Maui, Vidalia, Texas Sweet ose Walla Walla)

½ lugë çaji djegës çipotle i bluar

1. Për biftekët, vendosni biftekët në një qese plastike të rimbyllshme në një enë të cekët; Le menjane. Në një tas të vogël, kombinoni lëngun e limonit, vajin, cilantron dhe hudhrën; hidheni mbi fileton në qese. Mbyllni çantën; kthehet në një goditje E lemë të marinohet në frigorifer për 2 orë.

2. Për sallatën, kombinoni kastravecat, domatet, qepën, cilantro, poblano dhe jalapeño në një tas të madh. Përziejini për të kombinuar. Për salcë, përzieni lëngun e limonit dhe vajin e ullirit në një tas të vogël. Hidhni salcën mbi perime; për të hedhur në pallto. Mbulojeni dhe vendoseni në frigorifer deri në kohën e servirjes.

3. Për qepët, ngrohni furrën në 400° F. Lyejeni brendësinë e furrës me pak vaj ulliri; Le menjane. Prisni qepën në gjysmë për së gjati, hiqni lëkurën dhe më pas priteni në mënyrë tërthore ¼ inç të trashë. Në furrë përzieni vajin e mbetur të ullirit, qepën dhe specin çipotle. Mbulojeni dhe piqni për 20 minuta. Zbulojeni dhe lëreni të ftohet për rreth 20 minuta.

4. Transferoni qepën e ftohur në letër pjekjeje ose mbështilleni me letër furre dyfish më të trashë. Shponi pjesën e sipërme të fletës në disa vende me një shkop.

5. Për një skarë me qymyr, vendosni qymyr rreth perimetrit të skarës në nxehtësi mesatare-të lartë. Provojeni në nxehtësi mesatare mbi qendër të skarës. Vendoseni paketën në mes të raftit. Mbulojeni dhe piqni në skarë për rreth 45 minuta ose derisa qepët të jenë të buta dhe në

ngjyrë qelibar. (Për skarë me gaz, ngrohni paraprakisht skarën. Uleni nxehtësinë në mesatare. Vendoseni për gatim indirekt. Vendoseni paketimin në djegësin që është i fikur. Mbulojeni dhe gatuajeni sipas udhëzimeve.)

6. Hiqni filetot nga marinada; hidhni marinadën. Për një skarë me qymyr ose gaz, vendosni biftekët direkt në skarë mbi nxehtësinë mesatare-të lartë. Mbulojeni dhe piqeni në skarë 8 deri në 10 minuta ose derisa një termometër i leximit të menjëhershëm i futur horizontalisht në biftekë të lexojë 135°F, duke u kthyer një herë. I kalojmë filetot në një pjatë, i mbulojmë me folie dhe i lëmë të pushojnë për 10 minuta.

7. Për ta shërbyer, ndajeni salsën në katër pjata për servirje. Në çdo pjatë vendosim nga një fileto dhe sipër i hedhim shumë qepë të karamelizuara. Shërbejeni menjëherë.

Udhëzimet e përgatitjes: Sallata me salsa mund të përgatitet dhe të ftohet deri në 4 orë para se ta servirni.

# PESHK I PJEKUR NË SKARË ME QEPË DHE HUDHËR "GJALPË".

DETYRE SHTEPIE: 10 minuta gatim: 12 minuta ftohje: 30 minuta pjekje në skarë: 11 minuta përgatitje: 4 racione

NGROHTËSIA E BIFTEKËVE TË SAPO PJEKUR NË SKARË PO SHKRIHETGRUMBUJ QEPËSH, HUDHRE DHE BARISHTE TË KARAMELIZUARA TË PEZULLUARA NË NJË PËRZIERJE TË PASUR ME AROMË KOKOSI DHE VAJ ULLIRI.

2 lugë vaj kokosi të parafinuar

1 qepë e vogël, e përgjysmuar dhe e prerë shumë hollë (rreth ¾ filxhani)

1 thelpi hudhër, e prerë në feta shumë të holla

2 lugë vaj ulliri ekstra të virgjër

1 lugë majdanoz i freskët i prerë në rripa

2 lugë çaji trumzë të freskët, rozmarinë dhe/ose rigon, të copëtuara

4 bifteke viçi 8 deri në 10 ons, të prera 1 inç të trashë

½ lugë çaji piper i zi i sapo bluar

1. Shkrini vajin e kokosit në një tigan mesatar në zjarr të ulët. Shtoni qepë; gatuajeni për 10 deri në 15 minuta ose derisa të skuqet lehtë, duke e përzier herë pas here. Shtoni hudhër; gatuajini edhe 2 deri në 3 minuta ose derisa qepët të marrin ngjyrë kafe të artë, duke i trazuar herë pas here.

2. Transferoni përzierjen e qepëve në një tas më të vogël. Shtoni vaj ulliri, majdanoz dhe trumzë. Vendoseni në frigorifer, pa mbuluar, për 30 minuta ose derisa përzierja të jetë mjaft e fortë për të formuar një grumbull kur hiqet, duke e përzier herë pas here.

3. Gjatë kësaj kohe filetot i spërkasim me piper. Për një skarë me qymyr ose gaz, vendosni biftekët direkt në skarë mbi

nxehtësinë mesatare. Mbulojeni dhe piqeni në skarë për 11 deri në 15 minuta për të rralla mesatare (145°F) ose 14 deri në 18 minuta për të rralla mesatare (160°F), duke e kthyer një herë në gjysmë të rrugës së gatimit.

4. Për ta servirur vendoseni çdo fileto në një pjatë servirjeje. Me një lugë shpërndani masën e qepëve në mënyrë të barabartë mbi fileto.

# SALLATË RIBEYE ME PANXHAR TË PJEKUR NË SKARË

DETYRE SHTEPIE:20 minuta pjekje në skarë: 55 minuta pushim: 5 minuta Përdorimi: 4 racione

SHIJA TOKËSORE E PANXHARIT PËRZIHET BUKURME ËMBËLSINË E PORTOKALLEVE DHE ARRAVE TË THEKURA, SHTONI KRISJE NË KËTË SALLATË TË PJATËS KRYESORE, E CILA ËSHTË PERFEKTE PËR TË NGRËNË NË AFRESK NË NJË NATË TË NGROHTË VERE.

1 kile panxhar mesatar i artë dhe/ose i kuq, i larë, i prerë dhe i prerë në feta

1 qepë e vogël, e prerë në rrathë të hollë

2 degë trumzë të freskët

1 lugë gjelle vaj ulliri ekstra të virgjër

piper i zi i bluar

2 biftekë viçi pa kocka 8 ons, të prera ¾ inç të trashë

2 thelpinj hudhër, të prera në gjysmë

2 lugë gjelle me erëza mesdhetare (shih<u>recetë</u>)

6 gota sallatë jeshile të përzier

2 portokall, të qëruara, të prera në feta dhe të prera përafërsisht

½ filxhan arra të copëtuara, të thekura (shih<u>paragjykim</u>)

½ filxhan vinegrette agrume të ndritshme (shih<u>recetë</u>)

1. Vendosni degëzat e panxharit, qepën dhe trumzën në një tepsi me folie. Spërkateni me vaj dhe përzieni që të kombinohen; spërkateni lehtë me piper të zi të bluar. Për një skarë me qymyr ose gaz, vendosni tiganin në qendër të skarës. Mbulojeni dhe piqeni në skarë për 55 deri në 60 minuta ose derisa të zbuten kur shpohen me thikë, duke e përzier herë pas here.

2. Ndërkohë fërkojmë të dyja anët e filetës me anët e prera të hudhrës; spërkateni me erëza mesdhetare.

3. Lëvizni panxharët në qendër të raftit për të lënë vend për biftekët. Shtoni biftekët që të gatuhen direkt mbi nxehtësinë mesatare. Mbulojeni dhe piqeni në skarë për 11 deri në 15 minuta për të rralla mesatare (145°F) ose 14 deri në 18 minuta për të rralla mesatare (160°F), duke e kthyer një herë në gjysmë të gatimit. Hiqni folenë dhe filetot nga grila. I lëmë filetot të pushojnë për 5 minuta. Hidhni degëzat e trumzës nga ena me fletë metalike.

4. Pritini hollë biftekin në copa diagonale në madhësi. Ndani perimet në katër pjata për servirje. Sipër vendosni biftek të prerë në feta, panxhar, feta qepë, portokall të grirë dhe arra. Spërkateni me një vinegrette të ndritshme agrume.

# BRINJË KOREANE ME LAKËR XHENXHEFIL TË ZIER

DETYRE SHTEPIE:Ziejeni për 50 minuta: Piqini për 25 minuta: Ftoheni për 10 orë: Shërbim gjatë natës: 4

## SIGUROHUNI QË KAPAKU I FURRËS TUAJ TË JETËPËRSHTATET SHUMË MIRË NË MËNYRË QË GJATË NJË KOHE GATIMI SHUMË TË GJATË, LËNGU I GATIMIT TË MOS AVULLOJË PËRMES HENDEKUT MIDIS KAPAKUT DHE ENËS.

1 ons kërpudha të thata shiitake

1½ filxhan qiqra të prera në feta

1 dardhë aziatike, e qëruar, e prerë dhe e prerë

1 copë 3 inç xhenxhefil të freskët, të qëruar dhe të grirë

1 spec serrano, i grirë hollë (pa fara nëse dëshironi) (shih<u>paragjykim</u>)

5 thelpinj hudhre

1 lugë gjelle vaj kokosi të rafinuar

5 kilogramë brinjë të shkurtra viçi me kocka

piper i zi i sapo bluar

4 gota lëng mishi me kocka viçi (shih<u>recetë</u>) ose supë viçi pa kripë të shtuar

2 gota kërpudha të freskëta shiitake të prera në feta

1 lugë gjelle lëvore portokalli të grira imët

⅓ filxhan lëng të freskët

Lakra e zier me xhenxhefil (shih<u>recetë</u>, nën, më poshtë)

Lëkurë portokalli e grirë imët (opsionale)

1. Ngrohni furrën në 325° F. Vendosni kërpudhat e thata shiitake në një tas të vogël; shtoni ujë të vluar aq sa të mbulohet. Lëreni të qëndrojë për rreth 30 minuta ose derisa të hidratohet dhe të jetë e qetë. Kullojeni, duke rezervuar lëngun e njomjes. Pritini imët kërpudhat. Vendosni kërpudhat në një tas të vogël; mbulojeni dhe

vendoseni në frigorifer derisa të nevojitet në hapin 4. Lërini mënjanë kërpudhat dhe lëngun.

2. Për salcën, përzieni qepët, dardhën aziatike, xhenxhefilin, serranon, hudhrën dhe lëngun e rezervuar për njomjen e kërpudhave në një tenxhere. Mbulojeni dhe përpunoni derisa të jetë e qetë. E vendosim salcën anash.

3. Në një tigan 6 litra ngrohim vajin e kokosit në zjarr mesatar. I spërkasim brinjët me piper të zi të sapo bluar. Skuqini brinjët, në tufa, në vaj kokosi të nxehtë për rreth 10 minuta ose derisa të skuqen mirë nga të gjitha anët, duke i kthyer në gjysmë të gatimit. Kthejini të gjitha brinjët në tenxhere; shtoni salcën dhe lëngun e viçit. Mbulojeni furrën me një kapak hermetik. Pjekim për rreth 10 orë ose derisa mishi të zbutet dhe të bjerë nga kocka.

4. Hiqni me kujdes brinjët nga salca. Vendosni brinjët dhe salcën në enë të veçantë. Mbulojeni dhe vendoseni në frigorifer gjatë natës. Kur të ftohet, hiqni yndyrën nga sipërfaqja e salcës dhe hidheni. Vendoseni salcën të ziejë në zjarr të lartë; shtoni kërpudhat e hidratuara nga hapi 1 dhe kërpudhat e freskëta. Ziejini lehtë për 10 minuta për të zvogëluar salcën dhe për të intensifikuar shijet. Kthejini brinjët në salcë; ziej derisa të nxehet. Shtoni 1 lugë gjelle lëvozhgë portokalli dhe lëng portokalli. Shërbejeni me lakër me xhenxhefil të zier. Nëse dëshironi, spërkateni gjithashtu me lëkurë portokalli.

Lakra e zier me xhenxhefil: Nxehni 1 lugë gjelle vaj kokosi të rafinuar në një tigan të madh mbi nxehtësinë mesatare-të lartë. Shtoni 2 lugë gjelle xhenxhefil të freskët të bluar; 2 thelpinj hudhër të grirë; dhe piper i kuq i bluar sipas shijes. Gatuani dhe përzieni derisa të marrë aromë, rreth 30 sekonda. Shtoni 6 gota napa të copëtuar, lakër jeshile ose lakër jeshile dhe 1 dardhë aziatike, të qëruar, me bërthama dhe të prera hollë. Gatuani dhe përzieni për 3 minuta ose derisa lakra të jetë tharë pak dhe dardha të jetë e butë. Shtoni ½ filxhan lëng molle pa sheqer. Mbulojeni dhe gatuajeni për rreth 2 minuta derisa lakra të jetë e butë. Shtoni ½ filxhan qepë të prera në feta dhe 1 lugë fara susami.

# BRINJË TË SHKURTRA VIÇI ME GREMOLATA AGRUME DHE KOPËR

DETYRE SHTEPIE:40 minuta pjekje në skarë: 8 minuta gatim i ngadaltë: 9 orë (i ulët) ose 4½ orë (i lartë) Përdorimi: 4 porcione

GREMOLATA ËSHTË NJË PËRZIERJE E SHIJSHMEMAJDANOZ, HUDHËR DHE LËKURA LIMONI TË SPËRKATURA MBI OSSO BUCCO, NJË PJATË KLASIKE ITALIANE ME KËMBËT E VIÇIT TË ZIERA, PËR TË NXJERRË NË PAH SHIJEN E TIJ TË PASUR ME GJALPË. ME SHTIMIN E LËVORES SË PORTOKALLIT DHE GJETHEVE TË FRESKËTA TË KOPRËS ME PUPLA, BËN TË NJËJTËN GJË ME KËTO BRINJË TË BUTA VIÇI.

## BRINJË

- 2½ deri në 3 paund brinjë të shkurtra viçi me kocka
- 3 lugë erëz limoni (shih<u>recetë</u>)
- 1 llambë e mesme kopër
- 1 qepë e madhe, e prerë në feta të mëdha
- 2 gota lëng mishi me kocka viçi (shih<u>recetë</u>) ose supë viçi pa kripë të shtuar
- 2 thelpinj hudhër, të prera në gjysmë

## KUNGULL I PJEKUR

- 3 lugë vaj ulliri ekstra të virgjër
- 1 kile kungull me gjalpë, të qëruar, me fara dhe të prera në copa ½ inç (rreth 2 gota)
- 4 lugë çaji trumzë të freskët, të prerë në rripa
- vaj ulliri ekstra i virgjer

## GREMOLATA

- ¼ filxhan majdanoz të freskët të grirë
- 2 lugë hudhër të grirë
- 1½ lugë çaji lëvore limoni të grirë imët
- 1½ lugë çaji lëvore portokalli të grira imët

1. Spërkatini brinjët me erëza limoni; fërkojeni butësisht mishin me gishta; Le menjane. Hiqni gjethet nga kopër; rezervë për Gremolata agrume dhe kopër. Pritini dhe prisni llambën e koprës.

2. Për një skarë me qymyr, vendosni qymyr në nxehtësi mesatare në njërën anë të skarës. Provoni nxehtësinë mesatare mbi anën e skarës pa qymyr. Vendosni brinjët në anën pa qymyr të grilës së skarës; vendosni çerekët e koprës dhe fetat e qepës në rende direkt mbi thëngjij. Mbulojeni dhe piqini në skarë për 8 deri në 10 minuta ose derisa perimet dhe brinjët të marrin ngjyrë kafe të artë, duke i kthyer një herë në gjysmë të gatimit. (Për skarë me gaz, nxeheni paraprakisht skarën, zvogëloni nxehtësinë në mesatare. Vendoseni për gatim indirekt. Vendosni brinjët në skarë me djegësin e fikur; vendosni kopër dhe qepët në skarë të ndezur në djegës. Mbuloni dhe piqni në skarë sipas udhëzimeve. ) Kur të ftohet mjaftueshëm sa të mund ta trajtoni,

3. Në një tenxhere të ngadaltë 5 deri në 6 litra, kombinoni kopër dhe qepë të copëtuara, lëngun e kockave të viçit dhe hudhrën. Shtoni brinjët. Mbulojeni dhe gatuajeni në zjarr të ulët për 9 deri në 10 orë ose 4½ deri në 5 orë në zjarr të lartë. Transferoni brinjët në një pjatë me një lugë të prerë; Mbulojeni me letër alumini për ta mbajtur të ngrohtë.

4. Ndërkohë për kungujt ngrohni 3 lugë vaj në një tigan të madh në zjarr mesatar. Shtoni kungullin dhe 3 lugë çaji trumzë, duke e trazuar për të mbuluar kungullin. Vendosim kungulleshkat në një shtresë të vetme në tigan dhe gatuajmë pa i përzier për rreth 3 minuta ose derisa

pjesa e poshtme të marrë ngjyrë kafe të artë. Ktheni copat e kungujve; gatuajeni për rreth 3 minuta të tjera ose derisa anët e tjera të marrin ngjyrë kafe të artë. Ulni nxehtësinë në minimum; mbulojeni dhe gatuajeni për 10 deri në 15 minuta ose derisa të zbuten. Spërkateni me lugën e mbetur të trumzës së freskët; spërkatni me vaj ulliri ekstra të virgjër.

5. Për gremolatën, grini imët aq gjethe kopër të rezervuara për të bërë ¼ filxhan. Në një tas të vogël, përzieni gjethet e grira të koprës, majdanozin, hudhrën, lëkurën e limonit dhe lëkurën e portokallit.

6. E spërkasim gremolatën mbi brinjë. Shërbejeni me kungull.

# PITE MISHI TË STILIT SUEDEZ ME SALLATË ME KASTRAVEC DHE MUSTARDË

DETYRE SHTEPIE:30 minuta Koha e gatimit: 15 minuta Përdorimi: 4 porcione

BEEF À LA LINDSTROM ËSHTË NJË HAMBURGER SUEDEZTRADICIONALISHT I MBUSHUR ME QEPË, KAPERI DHE PANXHAR TURSHI, I SHËRBYER ME SALCË DHE PA BUKË. KY VERSION I MBUSHUR ME PIMENTO ZËVENDËSON PANXHARIN E PJEKUR ME PANXHARIN TURSHI TË NGARKUAR ME KRIPË DHE KAPERI, DHE SIPËR ME NJË VEZË TË SKUQUR.

## SALLATË ME KASTRAVEC

2 lugë çaji lëng portokalli të freskët

2 lugë çaji uthull vere të bardhë

1 lugë çaji mustardë Dijon (shih recetë)

1 lugë gjelle vaj ulliri ekstra të virgjër

1 kastravec i madh (anglisht) pa fara, i qëruar dhe i prerë në feta

2 lugë gjelle qiqra të prera në feta

1 lugë gjelle kopër të freskët të grirë

## EMPANADAT E MISHIT

1 kile mish viçi të bluar

¼ filxhan qepë të grirë hollë

1 lugë gjelle mustardë dijon (shih recetë)

¾ lugë çaji piper i zi

½ lugë çaji spec i grirë

½ panxhar i vogël, i pjekur, i qëruar dhe i grirë imët*

2 lugë vaj ulliri ekstra të virgjër

½ filxhan lëng mishi me kocka viçi (shih recetë) ose supë viçi pa kripë të shtuar

4 vezë të mëdha

1 lugë gjelle qiqra të grira hollë

1. Për sallatën me kastravec, kombinoni lëngun e portokallit, uthullën dhe mustardën Dijon në një tas të madh. Shtoni ngadalë vajin e ullirit në një rrjedhë të hollë duke e trazuar derisa salca të trashet pak. Shtoni kastravecin, qepën dhe koprën; përzieni derisa të bashkohen. Mbulojeni dhe vendoseni në frigorifer deri në kohën e servirjes.

2. Për petat e viçit, kombinoni mishin e grirë, qepën, mustardën Dijon, piperin dhe specin në një tas të madh. Shtoni panxharin e pjekur dhe përziejini butësisht derisa të bashkohet në mënyrë të barabartë me mishin. Formoni përzierjen në katër peta ½ inç të trasha.

3. Në një tigan të madh, ngrohni 1 lugë vaj ulliri në zjarr mesatar. Skuqini hamburgerët për rreth 8 minuta ose derisa të marrin ngjyrë kafe të artë nga jashtë dhe të gatuhen (160°), duke i kthyer një herë. Transferoni burgerët në një pjatë dhe mbulojini lirshëm me letër metalike për t'i mbajtur të ngrohta. Shtoni lëngun e kockave të viçit, duke e trazuar për të gërvishtur çdo pjesë të skuqur nga fundi i tenxhere. Gatuani për rreth 4 minuta ose derisa të zvogëlohet përgjysmë. Lëngun e reduktuar nga tava e derdhim mbi petat dhe i mbulojmë sërish.

4. Shpëlajeni dhe fshijeni tiganin me një peshqir letre. Ngroheni 1 lugë gjelle vaj ulliri të mbetur në zjarr mesatar. Skuqini vezët në vaj të nxehtë për 3 deri në 4 minuta ose derisa të bardhat të jenë vendosur dhe të verdhat të jenë të buta dhe të lëngshme.

5. Vendosni një vezë në çdo petë mishi. Spërkateni me qiqra dhe shërbejeni me sallatë me kastravec.

*Keshille: Per te pjekur panxharin, fshijini mire dhe vendosini ne nje cope leter alumini. Spërkateni me pak vaj ulliri. Mbështilleni me fletë metalike dhe mbylleni fort. Piqini në një furrë 375°F për rreth 30 minuta ose derisa një pirun të shpojë me lehtësi panxharin. Lëreni të ftohet; rrëshqet nga lëkura. (Panxhari mund të piqet deri në 3 ditë përpara. Mbështilleni mirë panxharin e pjekur të qëruar dhe ruajeni në frigorifer.)

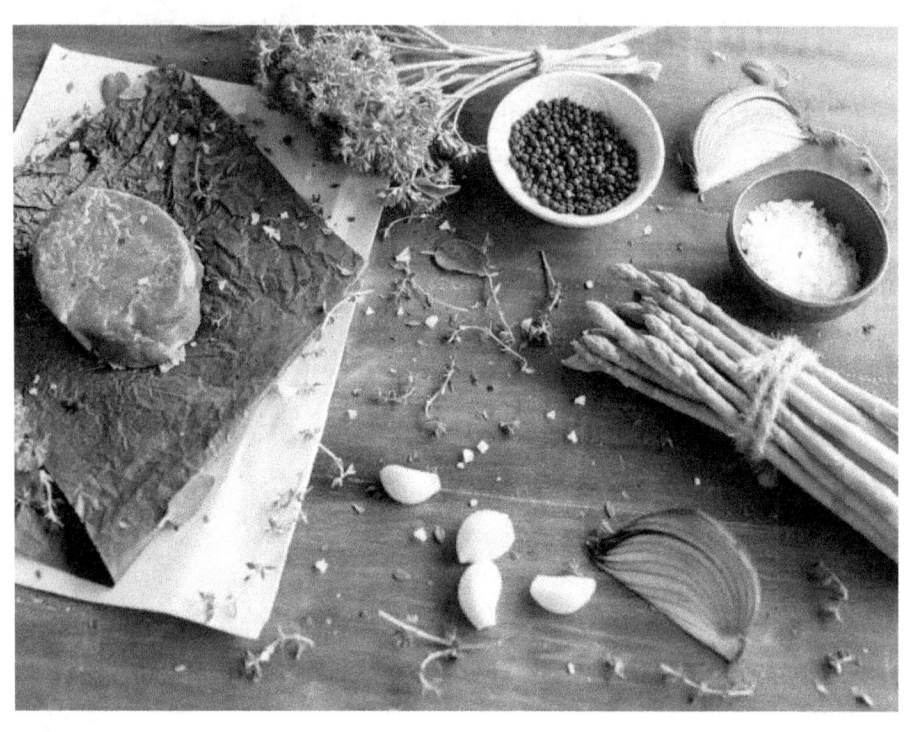

# PETË VIÇI I PJEKUR NË SKARË MBI RUKOLË ME PERIME ME RRËNJË TË PJEKURA

DETYRE SHTEPIE:Gatim 40 minuta: 35 minuta Pjekje: 20 minuta Përdorimi: 4 porcione

KA SHUMË LËNDËKËTA BURGERË TË PËRZEMËRT KËRKOJNË PAK KOHË PËR T'U BASHKUAR, POR KOMBINIMI I JASHTËZAKONSHËM I SHIJEVE I BËN ATA TË VLEJNË PËRPJEKJET: PETA E VIÇIT ËSHTË E MBUSHUR ME QEPË TË KARAMELIZUARA DHE SALCË KËRPUDHASH DHE SHËRBEHET ME PERIME TË ËMBLA TË PJEKURA DHE RUKOLA.

- 5 lugë vaj ulliri ekstra të virgjër
- 2 gota kërpudha të freskëta të prera në feta, kremini dhe/ose shiitake
- 3 koka qepe te verdhe, te prera holle*
- 2 lugë çaji fara qimnoni
- 3 karota, të qëruara dhe të prera në copa 1 inç
- 2 majdanoz, të qëruar dhe të prerë në copa 1 inç
- 1 kungull lisi, të përgjysmuar, me fara dhe të prera në feta
- piper i zi i sapo bluar
- 2 kilogramë mish viçi të bluar
- ½ filxhan qepë të grirë hollë
- 1 lugë gjelle përzierje erëzash për të gjitha përdorimet pa kripë
- 2 gota lëng mishi me kocka viçi (shihrecetë) ose supë viçi pa kripë të shtuar
- ¼ filxhan lëng molle pa sheqer
- 1 deri në 2 lugë gjelle uthull vere të bardhë ose sheri të thatë
- 1 lugë gjelle mustardë dijon (shihrecetë)
- 1 lugë gjelle gjethe trumze të freskëta të copëtuara
- 1 lugë majdanoz i freskët i prerë në rripa
- 8 gota me gjethe rukole

1. Ngrohni furrën në 425° F. Për salcën, ngrohni 1 lugë gjelle vaj ulliri në një tigan të madh mbi nxehtësinë mesatare-të lartë. Shtoni kërpudha; gatuajini dhe përziejini për rreth 8 minuta ose derisa të skuqen mirë dhe të zbuten. Transferoni kërpudhat në një pjatë me një lugë të prerë. E kthejmë tiganin në zjarr; zvogëloni nxehtësinë në mesatare. Shtoni 1 lugë gjelle vaj ulliri të mbetur, qepën e prerë në feta dhe farat e qimnonit. Mbulojeni dhe gatuajeni për 20 deri në 25 minuta ose derisa qepët të jenë të buta dhe të skuqura, duke i përzier herë pas here. (Rregulloni nxehtësinë sipas nevojës për të parandaluar djegien e qepëve.)

2. Ndërkohë, për zhardhokët e pjekur, vendosni karotat, majdanozin dhe kungullin në një tepsi të madhe. Spërkateni me 2 lugë vaj ulliri dhe spërkatni me piper sipas shijes; hidhni për të veshur perimet. Piqni për 20 deri në 25 minuta ose derisa të zbuten dhe të fillojnë të marrin ngjyrë kafe, duke e kthyer një herë në gjysmë të rrugës. Mbajini perimet të ngrohta deri në servirje.

3. Për burgerët, bashkoni mishin e grirë, qepën e grirë imët dhe përzierjen e erëzave në një tas të madh. Ndani përzierjen e mishit në katër pjesë të barabarta dhe formësoni peta rreth ¾ inç të trasha. Në një tigan shumë të madh, ngrohni lugën e mbetur të vajit të ullirit mbi nxehtësinë mesatare. Shtoni burgers në tigan; gatuaj rreth 8 minuta ose derisa të karbonizohet nga të dyja anët, duke e kthyer një herë. Transferoni hamburgerët në një pjatë.

4. Shtoni në tigan qepët e karamelizuara, kërpudhat e konservuara, lëngun e kockave të viçit, lëngun e mollës,

sherin dhe mustardën e stilit Dijon, duke i trazuar për t'u kombinuar. Kthejini burgerët në tigan. Lëreni të vlojë. Gatuani derisa burgerët të jenë gatuar (160°F), rreth 7 deri në 8 minuta. Shtoni trumzë të freskët, majdanoz dhe piper sipas shijes.

5. Për t'i shërbyer, vendosni 2 gota rukola në secilën nga katër pjatat e servirjes. Ndani perimet e pjekura në sallata, më pas sipër hamburgerëve. Hidhni me lugë bujare përzierjen e qepëve mbi petat.

*Këshillë: Një prerës mandoline është një ndihmë e madhe kur presim qepët hollë.

# BURGERA VIÇI TË PJEKUR NË SKARË ME DOMATE NË NJË KORE SUSAMI

DETYRE SHTEPIE:30 minuta pushim: 20 minuta skarë: 10 minuta Përdorimi: 4 porcione

FETA DOMATE KROKANTE DHE TË ARTA ME NJË KORE SUSAMIZËVENDËSONI SIMITEN TRADICIONALE ME FARAT E SUSAMIT NË KËTO BURGERA TË TYMOSUR. I SHËRBEJMË ME THIKË DHE PIRUN.

4 feta domate të kuqe ose jeshile ½ inç të trasha*
1¼ paund mish viçi pa dhjamë
1 lugë gjelle erëz të tymosur (shih_recetë_)
1 vezë e madhe
¾ filxhan miell bajame
¼ filxhan fara susami
¼ lugë çaji piper i zi
Prisni 1 qepë të vogël të kuqe në gjysmë dhe priteni në feta
1 lugë gjelle vaj ulliri ekstra të virgjër
¼ filxhan vaj kokosi të rafinuar
1 kokë e vogël marule Bibb
Paleo ketchup (shih_recetë_)
Mustardë Dijon (shih_recetë_)

1. Vendosni fetat e domates në një shtresë të dyfishtë peshqirë letre. Mbuloni domatet me një shtresë tjetër të dyfishtë peshqirë letre. Shtypni lehtë peshqirët e letrës që të ngjiten tek domatet. Lëreni në temperaturën e dhomës për 20 deri në 30 minuta që të thithë pak nga lëngu i domates.

2. Ndërkohë në një tas të madh bashkojmë mishin e grirë dhe erëzat e tymosura. Formoni katër peta ½ inç të trasha.

3. Në një tas të cekët, rrahim lehtë vezën me një pirun. Në një enë tjetër të cekët, përzieni miellin e bajameve, farat e susamit dhe piperin. Zhytni çdo fetë domate në vezë, duke e kthyer në shtresë. Lëreni vezën e tepërt të kullojë. Lagni çdo fetë domateje në përzierjen e miellit të bajames, duke e kthyer në shtresë. Vendosni domatet e grira në një pjatë të sheshtë; Le menjane. Hidhni vaj ulliri mbi fetat e qepës; vendosni fetat e qepës në koshin e pjekjes.

4. Për grill me qymyr ose gaz vendosim qepët në kosh dhe qoftet në skarë në zjarr mesatar. Mbulojeni dhe piqini në skarë për 10 deri në 12 minuta, ose qepët do të skuqen dhe do të skuqen lehtë, dhe hamburgerët janë gati (160°), trazoni qepët herë pas here dhe ktheni hamburgerët një herë.

5. Ndërkohë në një tigan të madh ngrohim vajin në zjarr mesatar. Shtoni feta domate; gatuaj 8 deri në 10 minuta ose deri në kafe të artë, duke e kthyer një herë. (Nëse domatet skuqen shumë shpejt, zvogëloni nxehtësinë në mesatare-të ulët. Shtoni më shumë vaj nëse është e nevojshme.) Kullojini në një pjatë të veshur me peshqir letre.

6. Për ta shërbyer, ndajeni sallatën jeshile në katër pjata për servirje. Hidhni sipër petat, qepët, salcën e domates paleo, mustardën dijon dhe domatet me kore susam.

*Shënim: Ndoshta do t'ju duhen 2 domate të mëdha. Nëse përdorni domate të kuqe, zgjidhni domate të pjekura, por ende pak të forta.

# BURGERS NË NJË SHKOP ME SALCË BABA GHANOUSH

ZHYTJE:Përgatitja 15 minuta: 20 minuta pjekje në skarë: 35 minuta Përdorimi: 4 porcione

BABA GHANOUSH ËSHTË NJË ZGJATIM I LINDJES SË MESMEPATËLLXHANË TË TYMOSUR TË PJEKUR NË SKARË TË PURE ME VAJ ULLIRI, LIMON, HUDHËR DHE TAHINI, PASTË ME FARAT E SUSAMIT TË BLUAR. NJË MAJË E FARAVE TË SUSAMIT ËSHTË E MIRË, POR KUR BËHEN VAJ OSE PASTË, ATO BËHEN NJË BURIM I PËRQENDRUAR I ACIDIT LINOLEIK, I CILI MUND TË KONTRIBUOJË NË INFLAMACION. GJALPI I ARRAVE TË PISHËS I PËRDORUR KËTU ËSHTË NJË ZËVENDËSUES I MIRË.

  4 domate të thata
  1½ paund mish viçi pa dhjamë
  3 deri në 4 lugë qepë të grirë hollë
  1 lugë gjelle rigon i freskët i grirë imët dhe/ose nenexhik i freskët i grirë imët ose ½ lugë çaji rigon i tharë, i grimcuar
  ¼ lugë çaji piper kajen
  Salcë zhytjeje Baba Ghanoush (shih recetë, nën, më poshtë)

1. Zhytni tetë hell druri 10 inç në ujë për 30 minuta. Ndërkohë, në një tas të vogël derdhni ujë të vluar mbi domatet; lëreni për 5 minuta për tu rihidratuar. Kulloni domatet dhe thajini me peshqir letre.

2. Në një tas të madh përzieni domatet e grira, mishin e grirë, qepën, rigonin dhe piperin e kuq. Ndani përzierjen e mishit në tetë pjesë; rrotulloni secilën pjesë në një top. Hiqni hellet nga uji; Unë e di atë. Kaloni topin në hell dhe formoni një ovale të gjatë rreth hellit, duke filluar pak

poshtë majës së theksuar dhe duke lënë hapësirë të mjaftueshme në skajin tjetër për të mbajtur shkopinj. Përsëriteni me hellet dhe topat e tjerë.

3. Për një skarë me qymyr ose gaz, vendosni helltarët e mishit në skarë direkt mbi nxehtësinë mesatare. Mbulojeni dhe piqeni në skarë për rreth 6 minuta ose derisa të mbaroni (160°F), duke e kthyer një herë në gjysmë të rrugës. Shërbejeni me salcë zhytjeje Baba Ghanoush.

Salca e zhytjes Baba Ghanoush: Shponi 2 patëllxhanë mesatarë në disa vende me një pirun. Për një skarë me qymyr ose gaz, vendosni patëllxhanët në grilë direkt mbi nxehtësinë mesatare. Mbulojeni dhe piqeni në skarë për 10 minuta ose derisa të karbonizohet nga të gjitha anët, duke e kthyer disa herë gjatë pjekjes. Nxirrni patëllxhanët dhe mbështillini me kujdes në letër alumini. Vendosini patëllxhanët e mbështjellë përsëri në skarë, por jo direkt në thëngjij. Mbulojeni dhe piqeni në skarë për 25 deri në 35 minuta të tjera ose derisa të shkërmoqet dhe të zbutet. I ftohtë. Pritini patëllxhanët në gjysmë dhe hiqni tulin; vendoseni mishin në një përpunues ushqimi. Shtoni ¼ filxhan gjalpë pishe (shih<u>recetë</u>); ¼ filxhan lëng limoni të freskët; 2 thelpinj hudhër të grirë; 1 lugë gjelle vaj ulliri ekstra të virgjër; 2 deri në 3 lugë majdanoz të freskët të prerë në rripa; dhe ½ lugë çaji qimnon i bluar. Mbulojeni dhe përpunoni derisa pothuajse të jetë e qetë. Nëse salca është shumë e trashë për t'u zhytur, shtoni ujë të mjaftueshëm për të marrë trashësinë e dëshiruar.

# SPECA TË ËMBËL TË MBUSHUR ME TYM

DETYRE SHTEPIE:Gatim 20 minuta: Pjekje 8 minuta: 30 minuta Përdorimi: 4 porcione

BËJENI KËTË NJË TË PREFERUAR TË FAMILJESME NJË PËRZIERJE SPECASH TË ËMBËL SHUMËNGJYRËSHE PËR NJË PJATË TËRHEQËSE. DOMATET E PJEKURA JANË NJË SHEMBULL I MIRË I SHTIMIT TË SHIJES SË SHKËLQYER NË USHQIM NË MËNYRË TË SHËNDETSHME. THJESHT KARBONIZIMI I LEHTË I DOMATEVE PARA KONSERVIMIT (PA KRIPË) PËRMIRËSON SHIJEN E TYRE.

4 speca të mëdhenj të gjelbër, të kuq, të verdhë dhe/ose portokalli të ëmbël

1 kile mish viçi të bluar

1 lugë gjelle erëz të tymosur (shih_recetë_)

1 lugë gjelle vaj ulliri ekstra të virgjër

1 kokë e vogël qepë e verdhë, e grirë

3 thelpinj hudhre te grira

1 kokë e vogël lulelakër, pa fara dhe të prera në lule

1 15 ons kanaçe pa kripë të shtuar domate të copëtuara të pjekura në zjarr, të kulluara

¼ filxhan majdanoz të freskët të grirë hollë

½ lugë çaji piper i zi

⅛ lugë çaji piper i kuq

½ filxhan majë shkrirjeje arre (shih_recetë_, nën, më poshtë)

1. Ngrohni furrën në 375° F. Pritini specat vertikalisht në gjysmë. Hiq kërcellet, farat dhe membranat; hidhni. Lërini mënjanë gjysmat e piperit.

2. Vendoseni mishin e grirë në një tas mesatar; spërkateni me erëz të tymosur. Përzieni butësisht erëzat në mish me duart tuaja.

3. Në një tigan të madh, ngrohni vajin e ullirit në zjarr mesatar. Shtoni mishin, qepën dhe hudhrën; gatuajeni derisa mishi të skuqet dhe qepa të jetë e butë, duke e trazuar me një lugë druri për të copëtuar mishin. E heqim tiganin nga zjarri.

4. Përpunoni lulelakrat në një procesor ushqimi derisa të jenë grirë imët. (Nëse nuk keni një përpunues ushqimi, grijeni lulelakrën.) Matni 3 gota lulelakër. Shtoni në përzierjen e mishit të grirë në tigan. (Nëse ju ka mbetur lulelakër, ruajeni për një përdorim tjetër.) Shtoni domatet e kulluara, majdanozin, piperin e zi dhe piperin e kuq.

5. Mbushni gjysmat e piperit me përzierjen e mishit të grirë, mbushni lehtë dhe mbushni lehtë. Gjysmat e specit të mbushur i radhisim në një enë pjekjeje. Piqni për 30 deri në 35 minuta ose derisa specat të jenë krokantë. * Sipër i hedhim sipër arra crumble. Nëse dëshironi, kthejeni në furrë për 5 minuta që të skuqet përpara se ta shërbeni.

Mbushja me thërrime arre: Ngrohni 1 lugë gjelle vaj ulliri ekstra të virgjër në një tigan mesatar mbi të ulët. Shtoni 1 lugë çaji trumzë të thatë, 1 lugë çaji paprika të tymosur dhe ¼ lugë çaji pluhur hudhër. Shtoni 1 filxhan arra të grira hollë. gatuajini dhe përziejini për rreth 5 minuta ose derisa arrat të marrin ngjyrë kafe të artë dhe të skuqen lehtë. Shtoni një majë ose dy piper kajen. Lëreni të ftohet plotësisht. Mbajeni salcën e mbetur në një enë të mbyllur mirë në frigorifer deri në përdorim. Bën 1 filxhan.

*Shënim: Nëse përdorni piper jeshil, piqni edhe për 10 minuta të tjera.

# BURGERA BIZON ME QEPË KABERNE DHE RUKOLA

DETYRE SHTEPIE:Gatuani për 30 minuta: 18 minuta Grill: 10 minuta Përdorimi: 4 racione

BIZON KA NJË PËRMBAJTJE SHUMË TË ULËT YNDYREDHE DO TË GATUAJË 30% DERI NË 50% MË SHPEJT SE VIÇI. MISHI RUAN NGJYRËN E KUQE PAS PJEKJES, KËSHTU QË NGJYRA NUK ËSHTË TREGUES SE ËSHTË GATI. PËR SHKAK SE BIZONI ËSHTË SHUMË I DOBËT, MOS E GATUANI MBI NJË TEMPERATURË TË BRENDSHME PREJ 155°F.

2 lugë vaj ulliri ekstra të virgjër

2 qepë të mëdha, të prera hollë

¾ filxhan cabernet sauvignon ose verë tjetër të kuqe të thatë

1 lugë çaji erëz mesdhetare (shih recetë)

¼ filxhan vaj ulliri ekstra të virgjër

¼ filxhan uthull balsamike

1 lugë qepe e grirë hollë

1 lugë gjelle borzilok të freskët të grirë

1 thelpi i vogël hudhër, i grirë

1 kile bizon i bluar

¼ filxhan pesto borziloku (shih recetë)

5 gota rukola

Fëstëkë të papërpunuar pa kripë, të pjekur (shih paragjykim)

1. Nxehni 2 lugë vaj në një tigan të madh mbi nxehtësinë mesatare-të ulët. Shtoni qepën. gatuajeni, të mbuluar, për 10 deri në 15 minuta ose derisa qepa të jetë e butë, duke e trazuar herë pas here. Për të zbuluar; gatuajeni dhe përzieni mbi nxehtësinë mesatare-të lartë për 3 deri në 5 minuta ose derisa qepët të marrin ngjyrë kafe të artë.

Shtoni verë; gatuajeni për rreth 5 minuta ose derisa pjesa më e madhe e verës të ketë avulluar. Spërkateni me erëza mesdhetare; duke mbajtur ngrohtë.

2. Ndërkohë, për vinegrette, kombinoni ¼ filxhan vaj ulliri, uthull, qepe, borziloku dhe hudhra në një kavanoz me vida. Mbulojeni dhe tundeni mirë.

3. Në një tas të madh, përzieni butësisht peston e bizonit të bluar dhe borzilokut. Formoni butësisht përzierjen e mishit në katër peta ¾ inç të trasha.

4. Për një skarë me qymyr ose gaz, vendosni petat në një grilë të lyer me pak vaj direkt mbi nxehtësinë mesatare. Mbulojeni dhe piqeni në skarë për rreth 10 minuta deri në gatishmërinë e dëshiruar (145°F për mesatare të rrallë ose 155°F për mesatare të rrallë), duke e kthyer një herë në gjysmë të rrugës.

5. Vendosni rukolën në një tas të madh. Hidhni vinegrette mbi rukolën; për të hedhur në pallto. Për t'i shërbyer, ndajini qepët në katër pjata për servirje; vendosni një copë buall në secilën. Sipër hamburgerëve hidhet rukola dhe spërkatet me fëstëkë.

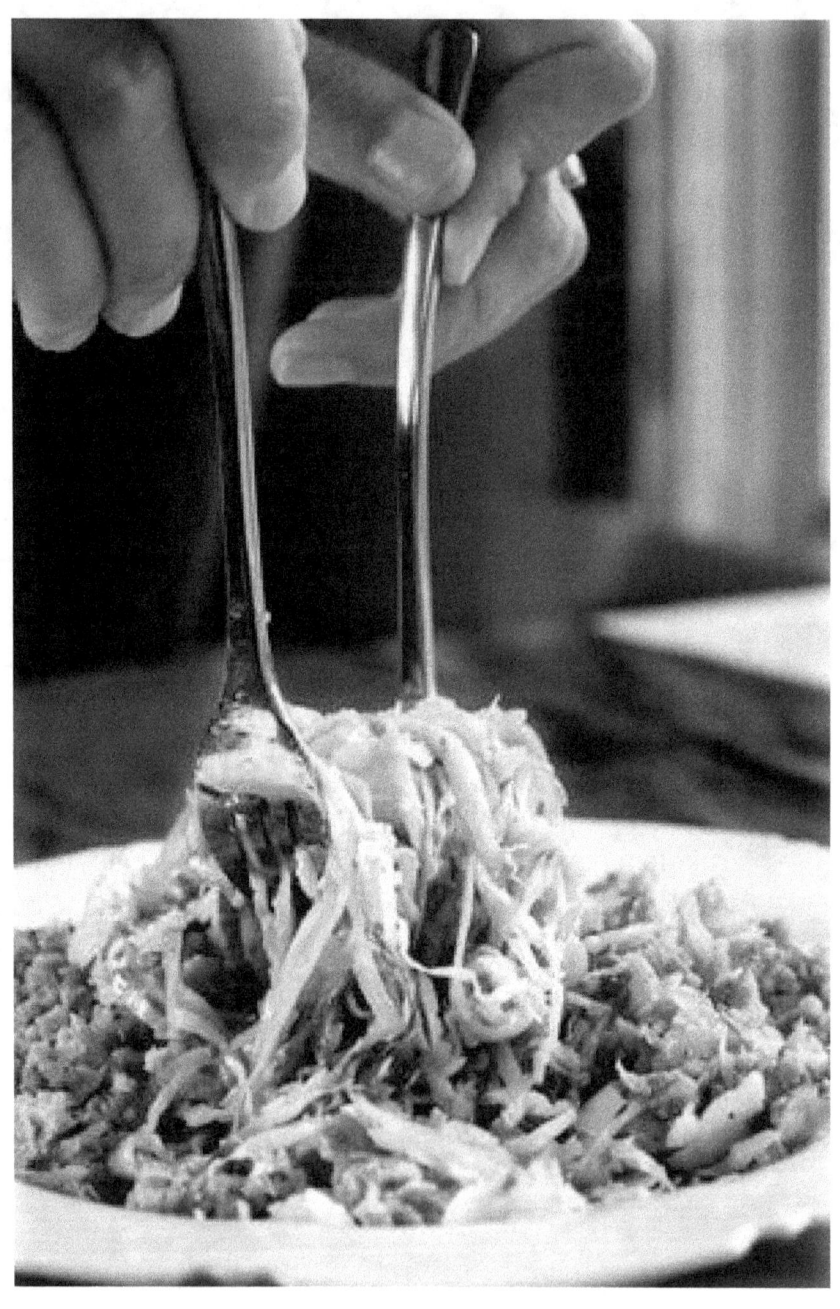

# BIZON DHE BUKË QENGJI MBI CHARD ZVICERANE DHE PATATE TË ËMBLA

DETYRE SHTEPIE:1 orë gatim: 20 minuta pjekje: 1 orë pushim: 10 minuta Përdorimi: 4 racione

KY ËSHTË USHQIM KOMOD I MODËS SË VJETËR ME NJË PREKJE MODERNE. SALCA E VERËS SË KUQE I JEP BUKË MISHI NJË NUANCË SHIJE, DHE PUREJA E HUDHRËS DHE PATATES SË ËMBËL ME KREM SHQEME DHE VAJ KOKOSI KANË VLERA TË JASHTËZAKONSHME USHQYESE.

2 lugë gjelle vaj ulliri
1 filxhan kërpudha cremini të grira hollë
½ filxhan qepë të kuqe të grirë hollë (1 mesatare)
½ filxhan selino të grirë hollë (1 kërcell)
⅓ filxhan karota të grira hollë (1 e vogël)
½ mollë e vogël, e qëruar dhe e prerë në copa
2 thelpinj hudhre te grira
½ lugë çaji erëz mesdhetare (shih recetë)
1 vezë e madhe, e rrahur lehtë
1 lugë gjelle sherebelë e freskët e prerë në rripa
1 lugë trumzë e freskët, e prerë në rripa
8 ons bizon bluar
8 ons mish qengji ose viçi i bluar
¾ filxhan verë të kuqe të thatë
1 qepe e mesme, e grirë hollë
¾ filxhan lëng mishi me kocka viçi (shih recetë) ose supë viçi pa kripë të shtuar
pure e patates së ëmbël (shih recetë, nën, më poshtë)
Chard zvicerane me hudhër (shih recetë, nën, më poshtë)

1. Ngrohni furrën në 350° F. Ngrohni vajin në një tigan të madh mbi nxehtësinë mesatare-të lartë. Shtoni kërpudha,

qepë, selino dhe karrota; gatuajini dhe përziejini për rreth 5 minuta ose derisa perimet të zbuten. Ulni nxehtësinë në minimum; shtoni mollën e grirë dhe hudhrën. Gatuani të mbuluara për rreth 5 minuta ose derisa perimet të jenë të buta. Hiqeni nga nxehtësia; shtoni erëz mesdhetare.

2. Me një lugë me vrima, përzierjen e kërpudhave e transferojmë në një tas të madh, duke e lënë yndyrën në tigan. Shtoni vezën, sherebelën dhe trumzën. Shtoni bizon të bluar dhe qengjin e bluar; përzieni butësisht. Vendoseni përzierjen e mishit në një enë pjekjeje drejtkëndëshe prej 2 litrash; formon një drejtkëndësh 7 × 4 inç. Piqni për rreth 1 orë ose derisa një termometër i leximit të menjëhershëm të regjistrojë 155° F. Lëreni të qëndrojë 10 minuta. Hiqni me kujdes petën e mishit dhe vendoseni në një pjatë për servirje. Mbulojeni dhe mbajeni të ngrohtë.

3. Për salcën e tiganit, grini yndyrën dhe copat e grira nga ena e pjekjes në yndyrën e mbetur në tavë. Shtoni verën dhe qepujt. Lëreni të vlojë mbi nxehtësinë mesatare; gatuaj derisa të zvogëlohet përgjysmë. Shtoni lëngun e kockave të viçit; gatuajeni dhe përzieni derisa të zvogëlohet përgjysmë. E heqim tiganin nga zjarri.

4. Për ta servirur, ndajeni purenë e patates së ëmbël në katër pjata për servirje; sipër vendosni pak hudhra. Një fetë bukë mishi; Rendisim fetat mbi drithë me hudhër dhe spërkasim me salcën.

Pureja e patates së ëmbël: Qëroni dhe copëtoni trashë 4 patate të ëmbla mesatare. Në një tenxhere të madhe, gatuajini patatet në ujë të vluar aq sa të mbulohen për 15 minuta ose derisa të zbuten; për kullim. Pure me një pure patate.

Shtoni ½ filxhan krem shqeme (shih<u>recetë</u>) dhe 2 lugë vaj kokosi të parafinuar; pure deri sa të qetë. Qëndroni ngrohtë.

Hudhra chard zvicerane: Hiqni kërcellet nga 2 tufa chard zvicerane dhe hidhni. Pritini gjethet në copa të mëdha. Ngrohni 2 lugë gjelle vaj ulliri në një tigan të madh mbi nxehtësinë mesatare. Shtoni chard Swiss dhe 2 thelpinj hudhër të grirë; gatuajeni derisa drithi zviceran të jetë i butë, duke e trazuar herë pas here me darë.

# QOFTE BIZON ME SALCË MOLLË DHE RRUSH PA FARA ME KUNGULL I NJOMË PAPPARDELLE

DETYRE SHTEPIE: Piqeni për 25 minuta: Zieni për 15 minuta: 18 minuta Përdorimi: 4 racione

QOFTET DO TË JENË SHUMË TË LAGURANDËRSA I FORMONI ATO. PËR TË PARANDALUAR QË PËRZIERJA E MISHIT TË NGJITET NË DUART TUAJA, MBANI NË DORË NJË TAS ME UJË TË FTOHTË DHE HERË PAS HERE LAGNI DUART NDËRSA PUNONI. NDRYSHONI UJIN DISA HERË GJATË PËRGATITJES SË QOFTEVE.

## TOPA MISHI

Vaj ulliri

½ filxhan qepë të kuqe të grirë rëndë

2 thelpinj hudhre te grira

1 vezë e rrahur lehtë

½ filxhan kërpudha dhe kërcell të grira hollë

2 lugë majdanoz të freskët italian (të sheshtë) të grirë

2 lugë çaji vaj ulliri

1 kile bizon i bluar (i bluar trashë nëse është i disponueshëm)

## SALCË ME MOLLË DHE RRUSH PA FARA

2 lugë gjelle vaj ulliri

2 mollë të mëdha Granny Smith, të qëruara, pa kore dhe të grira hollë

2 qepe të grira

2 lugë gjelle lëng limoni të freskët

½ filxhan lëng mishi kockash pule (shih_recetë_) ose supë pule pa kripë të shtuar

2 deri në 3 lugë rrush pa fara të thata

## KUNGULL I NJOMË PAPARDELLE

6 kunguj të njomë

2 lugë gjelle vaj ulliri

¼ filxhan qiqra të grira hollë

½ lugë çaji piper i kuq i bluar

2 thelpinj hudhre te grira

1. Për qoftet, ngrohni furrën në 375° F. Lyejeni lehtë një tepsi të rrethuar me vaj ulliri; Le menjane. Kombinoni qepën dhe hudhrën në një procesor ushqimi ose blender. Pulsoni derisa të jetë e qetë. Transferoni përzierjen e qepëve në një tas mesatar. Shtoni vezën, kërpudhat, majdanozin dhe 2 lugë çaji vaj; përziejmë që të bashkohen. Shtoni bizon të bluar; përzieni butësisht por mirë. Masën e mishit e ndajmë në 16 pjesë; formoni qofte. Në tepsinë e përgatitur i radhisim qoftet të ndara në mënyrë të barabartë. Piqni për 15 minuta; Le menjane.

2. Për salcën ngrohni 2 lugë vaj në një tigan në zjarr mesatar. Shtoni mollët dhe qepujt; gatuajini dhe përziejini për 6 deri në 8 minuta ose derisa të zbuten shumë. Shtoni lëng limoni. Transferoni përzierjen në një përpunues ushqimi ose blender. Mbulojeni dhe përpunoni ose përzieni derisa të jetë e qetë; kthehuni në tigan. Shtoni lëngun e kockave të pulës dhe rrush pa fara. Lëreni të vlojë; zvogëloni nxehtësinë. Gatuani, pa mbuluar, për 8 deri në 10 minuta, duke e përzier shpesh. Shtoni qoftet; gatuajeni dhe përzieni në zjarr të ulët derisa të nxehet.

3. Ndërkohë për papardellën priten majat e kungujve. Duke përdorur një mandolinë shumë të mprehtë ose qërues perimesh, prisni kungull i njomë në rripa të hollë. (Për të mbajtur shiritat të paprekura, ndaloni rruajtjen kur të arrini farat në qendër të kungullit.) Në një tigan shumë të madh, ngrohni 2 lugë vaj në nxehtësi mesatare-të lartë.

Shtoni qepën e pranverës, piperin e kuq të bluar dhe hudhrën; gatuajeni dhe përzieni për 30 sekonda. Shtoni shirita kungull i njomë. Gatuani dhe përzieni butësisht për rreth 3 minuta ose derisa të zbuten.

4. Për ta servirur, ndajeni papardelën në katër pjata për servirje; sipër vendosni qofte dhe salcë rrush pa fara.

# BIZON PORCINI BOLOGNESE ME HUDHËR TË PJEKUR DHE SPAGETI

DETYRE SHTEPIE:Gatuani për 30 minuta: 1 orë Piqeni për 30 minuta: 35 minuta
Përdorimi: 6 racione

NËSE KENI MENDUAR SE KENI NGRËNËPJATA JUAJ E FUNDIT ME SPAGETI ME SALCË MISHI KUR PRANUAT PALEO DIET®, MENDONI PËRSËRI. KJO BOLOGNESE E PASUR E AROMATIZUAR ME HUDHËR, VERË TË KUQE DHE KËRPUDHA PORCINI PREJ DHEU ËSHTË E MBUSHUR ME FIJE TË ËMBLA DHE TË SHIJSHME KUNGUJSH SPAGETI. MAKARONAT NUK DO T'JU MUNGOJNË ASNJË GRIMË.

1 ons kërpudha të thata porcini

1 gotë ujë të vluar

3 lugë vaj ulliri ekstra të virgjër

1 kile bizon i bluar

1 filxhan karota të grira hollë (2)

½ filxhan qepë të copëtuar (1 mesatare)

½ filxhan selino të grirë hollë (1 kërcell)

4 thelpinj hudhre, te grira

3 lugë pastë domate pa kripë

½ filxhan verë të kuqe

2 kanaçe 15 ons me domate të grimcuara pa kripë të shtuar

1 lugë çaji rigon i tharë, i grimcuar

1 lugë çaji trumzë e thatë, e bluar

½ lugë çaji piper i zi

1 kungull spageti mesatar (2½ deri në 3 paund)

1 kokë hudhër

1. Përzieni kërpudhat porcini dhe ujin e vluar në një tas të vogël; lëreni të qëndrojë për 15 minuta. Kullojeni përmes

një sitë të veshur me napë 100% pambuk, duke rezervuar lëngun e njomur. Pritini kërpudhat; vendos mënjanë

2. Në një tigan 4 deri në 5 litra, ngrohni 1 lugë gjelle vaj ulliri në zjarr mesatar. Shtoni bizon të bluar, karrotën, qepën, selinon dhe hudhrën. Gatuani derisa mishi të skuqet dhe perimet të jenë të buta, duke i trazuar me një lugë druri për të copëtuar mishin. Shtoni pastën e domates; gatuajeni dhe përzieni për 1 minutë. Shtoni verë të kuqe; gatuajeni dhe përzieni për 1 minutë. Shtoni kërpudhat porcini, domatet, rigonin, trumzën dhe piperin. Shtoni lëngun e rezervuar të kërpudhave, duke pasur kujdes që të shmangni shtimin e grirës ose rërës që mund të jetë e pranishme në fund të tasit. Lëreni të vlojë, duke e përzier herë pas here; zvogëloni nxehtësinë në minimum. Mbulojeni dhe gatuajeni në zjarr të ulët për 1½ deri në 2 orë ose deri në trashësinë e dëshiruar.

3. Ndërkohë ngrohim furrën në 375° F. Pritini kungujt përgjysmë për së gjati; grijini farat. Vendosni gjysmat e kungujve, me anën e prerë poshtë, në një enë të madhe pjekjeje. Shponi të gjithë lëkurën me një pirun. Prisni ½ inçin e sipërm të thelpinjve të hudhrës. Hidhni hudhrën, me anën e prerë lart, në enën e pjekjes me kunguj të njomë. Spërkateni me lugën e mbetur të vajit të ullirit. Piqni për 35 deri në 45 minuta ose derisa kungulli dhe hudhra të jenë të buta.

4. Me një lugë dhe një pirun, hiqni dhe grijeni mishin e secilës gjysmë të kungujve; transferojeni në një tas dhe mbulojeni për të mbajtur ngrohtë. Kur hudhra të jetë ftohur mjaftueshëm për t'u trajtuar, shtrydhni thelpin nga fundi

për të hequr thelpinj. Thithni thelpinjtë e hudhrës me një pirun. Hidhni hudhrën e shtypur në kungull, duke e shpërndarë hudhrën në mënyrë të barabartë. Për ta servirur, hidhni salcën mbi përzierjen e kungujve.

# BIZON DJEGËS CON CARNE

DETYRE SHTEPIE:25 minuta  Koha e gatimit: 1 orë 10 minuta  Përdorimi: 4 porcione

ÇOKOLLATË, KAFE DHE KANELLË PA SHEQERSHTONI INTERES PËR KËTË TË PREFERUAR TË PËRZEMËRT. PËR NJË SHIJE EDHE MË TË TYMOSUR, ZËVENDËSONI PAPRIKËN E ZAKONSHME ME 1 LUGË GJELLE PAPRIKA TË ËMBËL TË TYMOSUR.

- 3 lugë vaj ulliri ekstra të virgjër
- 1 kile bizon i bluar
- ½ filxhan qepë të copëtuar (1 mesatare)
- 2 thelpinj hudhre te grira
- 2 kanaçe 14,5 ons pa kripë të prera në kubikë, të pakulluara
- 1 6 ons kanaçe pastë domate pa kripë
- 1 filxhan lëng mishi me kocka viçi (shih_recetë_) ose supë viçi pa kripë të shtuar
- ½ filxhan kafe të fortë
- 2 ons shufra pjekjeje kakao 99%, të copëtuara
- 1 lugë gjelle paprika
- 1 lugë çaji qimnon i bluar
- 1 lugë çaji rigon të tharë
- 1½ lugë çaji erëz të tymosur (shih_recetë_)
- ½ lugë çaji kanellë të bluar
- ⅓ filxhan pepita
- 1 lugë çaji vaj ulliri
- ½ filxhan krem shqeme (shih_recetë_)
- 1 lugë çaji lëng limoni të freskët
- ½ filxhan gjethe koriandër të freskët
- 4 feta gëlqere

1. Ngrohni 3 lugë vaj ulliri në një tenxhere në zjarr mesatar. Shtoni bizon të bluar, qepë dhe hudhër; gatuajeni për rreth 5 minuta ose derisa mishi të marrë ngjyrë kafe, duke e trazuar me një lugë druri për të copëtuar mishin. Shtoni

domatet e pakulluara, pastën e domates, lëngun e kockave të viçit, kafenë, çokollatën për pjekje, paprikën, qimnonin, rigonin, 1 lugë çaji speca të kuqe dhe kanellën. Lëreni të vlojë; zvogëloni nxehtësinë. Mbulojeni dhe ziejini në zjarr të ulët për 1 orë, duke e përzier herë pas here.

2. Ndërkohë në një tigan të vogël skuqim pepitat në 1 lugë çaji vaj ulliri në zjarr mesatar derisa të fillojnë të skuqen dhe të skuqen. Vendosni farat e kungullit në një tas të vogël; shtoni ½ lugë çaji të mbetur me erëz të tymosur; për të hedhur në pallto.

3. Në një tas të vogël, përzieni kremin e shqemit dhe lëngun e limonit.

4. Për ta shërbyer, tundni djegësin në tasa. Sipër shtoni krem shqeme, pepita dhe cilantro. Shërbejeni me copa gëlqereje.

# BIFTEKË BIZON ME ERËZA MAROKENE ME LIMON TË PJEKUR NË SKARË

DETYRE SHTEPIE:I pjekur në skarë për 10 minuta: 10 minuta Përdorimi: 4 racione

SHËRBEJINI KËTO BIFTEKË TË SHPEJTËME NJË SALLATË KAROTASH TË FRESKËT DHE KROKANTE ME ERËZA (SHIH<u>RECETË</u>). NËSE JENI NË HUMOR PËR NJË KËNAQËSI, ANANASI I PJEKUR NË SKARË ME KREM KOKOSI (SHIH<u>RECETË</u>) DO TË ISHTE NJË MËNYRË E SHKËLQYER PËR TË PËRFUNDUAR VAKTIN.

2 lugë kanellë të bluar

2 lugë paprika

1 lugë gjelle hudhër pluhur

¼ lugë çaji piper kajen

4 biftekë me fileto bizon 6 ons, të prera ¾ deri në 1 inç të trashë

2 limonë, të prerë në gjysmë horizontalisht

1. Në një tas të vogël, përzieni kanellën, paprikën, hudhrën pluhur dhe piperin e kuq. Thani biftekët me peshqir letre. Fërkoni të dyja anët e filetos me përzierjen e erëzave.

2. Për një skarë me qymyr ose gaz, vendosni biftekët direkt në skarë mbi nxehtësinë mesatare. Mbulojeni dhe piqeni në skarë për 10 deri në 12 minuta për të rralla mesatare (145°F) ose 12 deri në 15 minuta për të rralla mesatare (155°F), duke e kthyer një herë në gjysmë të rrugës. Ndërkohë vendosim gjysmat e limonit, me anën e prerë poshtë, në një raft teli. Piqeni në skarë për 2 deri në 3 minuta ose derisa të karbonizohet lehtë dhe të bëhet me lëng.

3. Shërbejeni me gjysma limoni të pjekur në skarë që do t'i shtrydhni mbi biftek.

# BIFTEK BIZON I FËRKUAR ME BARISHTE PROVANSALE

DETYRE SHTEPIE:15 minuta gatim: 15 minuta pjekje: 1 orë 15 minuta pushim: 15 minuta Përdorimi: 4 racione

HERBES DE PROVENCE ËSHTË NJË PËRZIERJEBARISHTE TË THATA QË RRITEN ME BOLLËK NË JUG TË FRANCËS. PËRZIERJA ZAKONISHT PËRMBAN NJË KOMBINIM TË BORZILOKUT, FARAVE TË KOPRËS, LIVANDËS, BORZILOKUT, ROZMARINËS, SHEREBELËS, KOPRËS DHE TRUMZËS. I SHTON NJË SHIJE TË MREKULLUESHME KËTIJ ROSTI AMERIKAN.

1 bizon i pjekur 3 kile

3 lugë gjelle barishte provansale

4 lugë vaj ulliri ekstra të virgjër

3 thelpinj hudhre te grira

4 majdanoz më të vegjël, të qëruar dhe të grirë

2 dardha të pjekura, të prera dhe të grira

½ filxhan nektar dardhe pa sheqer

1 deri në 2 lugë çaji trumzë të freskët

1. Ngrohni furrën në 375° F. Prisni yndyrën nga tava për pjekje. Në një tas të vogël, përzieni barishtet provansale, 2 lugë gjelle vaj ulliri dhe hudhrën; fërkojeni të gjithë pjekjen.

2. Vendoseni pjekjen në raft në një enë pjekjeje të cekët. Fusni një termometër furre në qendër të pjekjes. * E pjekim pa mbuluar për 15 minuta. Uleni temperaturën e furrës në 300°F. Pjekim edhe për 60 deri në 65 minuta të tjera ose derisa termometri i mishit të regjistrojë 140°F (mesatar).

Mbulojeni me letër alumini dhe lëreni të qëndrojë për 15 minuta.

3. Ndërkohë, në një tigan të madh, ngrohni 2 lugët e mbetura vaj ulliri në nxehtësi mesatare në të lartë. Shtoni majdanoz dhe dardha; gatuaj 10 minuta ose derisa majdanozët të jenë të freskët dhe të butë, duke i përzier herë pas here. Shtoni nektarin e dardhës; gatuajeni për rreth 5 minuta ose derisa salca të trashet pak. Spërkateni me trumzë.

4. Pritini rosto në feta të holla nëpër kokërr. Shërbejeni mishin me majdanoz dhe dardha.

*Këshillë: bizoni është shumë i dobët dhe gatuhet më shpejt se viçi. Gjithashtu, ngjyra e mishit është më e kuqe se mishi, kështu që nuk mund të mbështeteni në një shenjë vizuale për të përcaktuar gatishmërinë. Do t'ju duhet një termometër mishi për të ditur se kur është gati mishi. Një termometër furre është ideal, edhe pse jo i nevojshëm.

# BRINJË BIZON TË ZIERA NË KAFE ME GREMOLATA MANDARINE DHE PURE ME RRËNJË SELINO

DETYRE SHTEPIE:Koha e gatimit: 15 minuta: 2 orë 45 minuta Përdorimi: 6 porcione

BRINJËT E BIZONIT JANË TË MËDHA DHE ME MISH.ËSHTË E NEVOJSHME T'I GATUANI NË LËNG PËR NJË KOHË TË GJATË NË MËNYRË QË TË ZBUTEN. GREMOLATA ME LËVOZHGË MANDARINE SHTON SHIJEN E KËSAJ PJATE TË PËRZEMËRT.

## MARINADË

- 2 gota ujë
- 3 filxhanë kafe të fortë dhe të ftohtë
- 2 gota me lëng mandarine të freskët
- 2 lugë rozmarinë të freskët të prerë në rripa
- 1 lugë çaji piper i zi i bluar imët
- Brinjë bizon 4 kile, të prera midis brinjëve për t'u ndarë

## GATUAJ NË ZJARR TË ULËT

- 2 lugë gjelle vaj ulliri
- 1 lugë çaji piper i zi
- 2 gota qepë të grirë
- ½ filxhan qepe të copëtuara
- 6 thelpinj hudhre te grira
- 1 spec jalapeño, me fara dhe të grirë (shihparagjykim)
- 1 filxhan kafe të fortë
- 1 filxhan lëng mishi me kocka viçi (shihrecetë) ose supë viçi pa kripë të shtuar
- ¼ filxhan salcë domate Paleo (shihrecetë)
- 2 lugë mustardë dijon (shihrecetë)
- 3 lugë gjelle uthull musht
- Pureja e rrënjës së selino (shihrecetë, nën, më poshtë)
- Mandarina Gremolata (shihrecetë, ligji)

1. Për marinadën, në një enë të madhe jo reaktive (qelqi ose inox), përzieni ujin, kafenë e ftohtë, lëngun e mandarinës, rozmarinën dhe piperin e zi. Shtoni brinjët. Nëse është e nevojshme, vendosni një pjatë sipër brinjëve për t'i mbajtur ato të zhytura. Mbulojeni dhe vendoseni në frigorifer për 4 deri në 6 orë, rregulloni përsëri dhe përzieni një herë.

2. Për zierje, ngrohni furrën në 325° F. Kullojini brinjët, duke hedhur marinadën. Thajini brinjët me peshqir letre. Në një furrë të madhe, ngrohni vajin e ullirit mbi nxehtësinë mesatare. I rregullojmë brinjët me piper të zi. Piqni brinjët në tufa deri në kafe të artë nga të gjitha anët, rreth 5 minuta për tufë. Transferoni në një pjatë të madhe.

3. Shtoni në tenxhere qepën, qepën, hudhrën dhe jalapeno. Ulni nxehtësinë në mesatare, mbulojeni dhe gatuajeni derisa perimet të zbuten, duke i përzier herë pas here, rreth 10 minuta. Shtoni kafe dhe supë; përzieni, duke gërvishtur çdo pjesë të skuqur. Shtoni ketchup paleo, mustardë dijon dhe uthull. Lëreni të vlojë. Shtoni brinjët. Mbulojeni dhe transferojeni në furrë. Gatuani derisa mishi të zbutet, rreth 2 orë e 15 minuta, duke e trazuar lehtë dhe duke lëvizur brinjët një ose dy herë.

4. Transferoni brinjët në një pjatë; tende me leter alumini per ngrohje. Hiqni yndyrën nga sipërfaqja e salcës me një lugë. Ziejeni salcën derisa të reduktohet në 2 gota, rreth 5 minuta. Ndani purenë e rrënjës së selinos në 6 pjata; sipër vendosni brinjë dhe salcë. Spërkateni me gremolata mandarine.

Pure me rrënjë selino: Në një tenxhere të madhe, kombinoni 3 kilogramë rrënjë selino, të qëruar dhe të prerë në copa 1 inç, dhe 4 gota lëng mishi me kocka pule (shih<u>recetë</u>) ose supë pule pa kripë. Lëreni të vlojë; zvogëloni nxehtësinë. Kulloni rrënjën e selinos, kurseni supën. Kthejeni rrënjën e selinos në tenxhere. Shtoni 1 lugë gjelle vaj ulliri dhe 2 lugë çaji trumzë të freskët të grirë. Pureni rrënjën e selinosë me një fërshërë patate, shtoni disa lugë gjelle, sipas nevojës për të arritur trashësinë e dëshiruar.

Gremolata mandarine: Në një tas të vogël, kombinoni ½ filxhan majdanoz të freskët të grirë, 2 lugë gjelle lëvozhgë mandarine të grira imët dhe 2 thelpinj hudhër të grirë.

# SUPË ME KOCKA VIÇI

DETYRE SHTEPIE: 25 minuta pjekje: 1 orë gatim: 8 orë Përdorimi: 8 deri në 10 gota

BISHTA KOCKORE BËJNË NJË SUPË ME SHIJE JASHTËZAKONISHT TË PASURE CILA MUND TË PËRDORET NË ÇDO RECETË QË KËRKON LËNG MISHI OSE THJESHT TË SHIJOHET SI PJATË ANËSORE NË ÇDO KOHË TË DITËS. EDHE PSE FILLIMISHT ERDHËN NGA NJË KA, BISHTAT E KAUT TANI VIJNË NGA NJË KAFSHË MISHI.

5 karota, të prera

5 kërcell selino, të prera përafërsisht

2 koka qepë të verdhë, të paqëruara, të prera në gjysmë

8 ons kërpudha të bardha

1 kokë hudhër e pa qëruar, e prerë në gjysmë

2 kilogramë kocka bisht kau ose viçi

2 domate

12 gota ujë të ftohtë

3 gjethe dafine

1. Ngrohni furrën në 400° F. Vendosni karotat, selinon, qepën, kërpudhat dhe hudhrën në një tepsi të madhe me buzë ose një tepsi të cekët pjekjeje; vendosni kockat sipër perimeve. Në një procesor ushqimi, përpunoni domatet derisa të jenë të lëmuara. Përhapeni domatet mbi kocka për t'i mbuluar ato (është në rregull nëse pak nga pureja pikon në tigan dhe perime). Grijini për 1 deri në 1 orë e gjysmë ose derisa kockat të marrin ngjyrë kafe të artë dhe perimet të karamelizohen. Transferoni kockat dhe perimet në një tenxhere ose furrë 10 deri në 12 litra. (Nëse një pjesë e përzierjes së domates karamelizohet në fund të tiganit, shtoni 1 gotë ujë të nxehtë në tigan dhe

grijini copat. Hidhni lëngun mbi kockat dhe perimet dhe zvogëloni sasinë e ujit me 1 filxhan.) .

2. Vendoseni përzierjen të ziejë ngadalë mbi nxehtësinë mesatare në të lartë. Ulni nxehtësinë; mbulojeni dhe gatuajeni supën në zjarr të ulët për 8 deri në 10 orë, duke e përzier herë pas here.

3. Kullojeni supën; hidhni kockat dhe perimet. supë e freskët; transferoni supën në kontejnerët e magazinimit dhe vendoseni në frigorifer deri në 5 ditë; ngrijë deri në 3 muaj. *

Udhëzime për gatimin e ngadaltë: Për një tenxhere të ngadaltë 6 deri në 8 litra, përdorni 1 kile kocka viçi, 3 karota, 3 kërcell selino, 1 qepë të verdhë dhe 1 thelpi hudhër. Prisni 1 domate dhe fërkojeni sipër kockave. Piqini në skarë sipas udhëzimeve, më pas kaloni kockat dhe perimet në tenxhere të ngadaltë. Grini çdo domate të karamelizuar sipas udhëzimeve dhe shtoni në tenxhere të ngadaltë. Shtoni ujë aq sa të mbulohet. Mbulojeni dhe ziejini në zjarr të fortë derisa supa të fillojë të ziejë, rreth 4 orë. Ulni nxehtësinë në minimum; gatuajeni për 12 deri në 24 orë. Kullojeni supën; hidhni kockat dhe perimet. Ruani sipas udhëzimeve.

*Këshillë: Për ta bërë më të lehtë heqjen e yndyrës nga supa, vendoseni në një enë të mbuluar në frigorifer gjatë gjithë natës. Yndyra do të ngrihet në majë dhe do të formojë një shtresë të fortë që mund të hiqet lehtësisht. Supa mund të trashet pasi të ftohet.

# SHPATULLA DERRI PIKANTE TUNIZIANE ME PATATE TË SKUQURA PIKANTE

DETYRE SHTEPIE:Pjekje 25 minuta: Pjekje 4 orë: 30 minuta Përdorimi: 4 porcione

KJO ËSHTË NJË PJATË E MREKULLUESHME PËR TË BËRËNË NJË DITË TË FTOHTË VJESHTE. MISHI PIQET ME ORË TË TËRA NË FURRË, GJË QË E BËN SHTËPINË TUAJ TË NUHASË MREKULLISHT DHE TË KENI KOHË PËR GJËRA TË TJERA. PATATET E SKUQURA TË PJEKURA ME PATATE TË ËMBLA NUK BËHEN TË FRESKËTA SI PATATET E BARDHA, POR JANË TË SHIJSHME NË MËNYRËN E TYRE, VEÇANËRISHT KUR ZHYTEN NË MAJONEZË ME HUDHËR.

## MISH DERRI

- 1 2½ deri në 3 paund shpatull derri të pjekur me kockë
- 2 lugë çaji djegës ancho të bluar
- 2 lugë çaji qimnon të bluar
- 1 lugë çaji fara qimnoni, të shtypura lehtë
- 1 lugë çaji koriandër të bluar
- ½ lugë çaji shafran i Indisë i bluar
- ¼ lugë çaji kanellë të bluar
- 3 lugë vaj ulliri

## PATATE TË SKUQURA

- 4 patate të ëmbla mesatare (rreth 2 paund), të qëruara dhe të prera në feta ½ inç
- ½ lugë çaji piper i kuq i bluar
- ½ lugë çaji pluhur qepë
- ½ lugë çaji pluhur hudhër
- Vaj ulliri
- 1 qepë e grirë imët
- Paleo Aïoli (majonezë me hudhër) (shih_recetë_)

1. Ngrohni furrën në 300° F. Prisni yndyrën nga mishi. Në një tas të vogël, kombinoni specat e grirë ancho, qimnonin e bluar, farat e qimnotit, koriandërin, shafranin e Indisë dhe kanellën. Spërkateni mishin me përzierjen e erëzave; Fërkojeni mishin në mënyrë të barabartë me gishta.

2. Në një tenxhere rezistente ndaj furrës 5 deri në 6 litra, ngrohni 1 lugë gjelle vaj ulliri mbi nxehtësinë mesatare-të lartë. E skuqim mishin e derrit nga të gjitha anët në vaj të nxehtë. Mbulojeni dhe piqni për rreth 4 orë ose derisa të zbutet shumë dhe një termometër mishi të regjistrojë 190° F. Hiqeni furrën holandeze nga furra. Lëreni të mbuluar të pushojë ndërsa përgatitni patatet e ëmbla dhe qepët, duke lënë 1 lugë yndyrë në furrë.

3. Rriteni temperaturën e furrës në 400° F. Për patate të skuqura me patate të ëmbla, kombinoni patatet e ëmbla, 2 lugët e mbetura vaj ulliri, specin e kuq të grimcuar, pluhurin e qepës dhe pluhurin e hudhrës në një tas të madh; për të hedhur në pallto. Mbuloni një tabaka të madhe ose dy më të vogla me fletë metalike; lyejeni me vaj ulliri shtesë. Në fletët e përgatitura të pjekjes i rregullojmë në një shtresë patatet e ëmbla. Piqni për rreth 30 minuta ose derisa të zbuten, duke i kthyer patatet e ëmbla një herë në gjysmë të kohës së pjekjes.

4. Ndërkohë e heqim mishin nga furra holandeze; Mbulojeni me letër alumini për ta mbajtur të ngrohtë. Kulloni yndyrën duke rezervuar 1 lugë gjelle yndyrë. Kthejeni yndyrën e kursyer në furrë. Shtoni qepë; gatuajini në zjarr mesatar për rreth 5 minuta ose derisa të zbuten, duke e përzier herë pas here.

5. Transferoni mishin e derrit dhe qepët në një pjatë për servirje. Pritini mishin e derrit në copa të mëdha me dy pirunë. Shërbejeni mishin e derrit dhe patate të skuqura me Paleo Aïoli.

# SHPATULLA KUBANE E DERRIT TË PJEKUR NË SKARË

DETYRE SHTEPIE:15 minuta Marinim: 24 orë Pjekje në skarë: 2 orë 30 minuta Pushim: 10 minuta Përdorime: 6 deri në 8 porcione

I NJOHUR SI "LECHÓN ASADO" NË VENDIN E ORIGJINËS,KY ROSTO I DERRIT MARINOHET NË NJË KOMBINIM TË LËNGJEVE TË FRESKËTA TË AGRUMEVE, ERËZAVE, PIPERIT TË KUQ TË BLUAR DHE NJË KOKË TË TËRË HUDHRE TË BLUAR. GATIMI MBI THËNGJIJ TË NXEHTË PAS NJOMJES GJATË NATËS NË MARINADË I JEP NJË SHIJE TË PABESUESHME.

- 1 kokë hudhër, thelpinj të ndara, të qëruara dhe të grira
- 1 filxhan qepë të grirë trashë
- 1 filxhan vaj ulliri
- 1⅓ filxhan lëng limoni të freskët
- ⅔ filxhan me lëng portokalli të freskët
- 1 lugë qimnon i bluar
- 1 lugë gjelle rigon të tharë, të grimcuar
- 2 lugë çaji piper të zi të sapo bluar
- 1 lugë çaji piper i kuq i bluar
- 1 shpatull derri i pjekur pa kocka 4 deri në 5 kilogramë

1. Për marinadën, ndani kokat e hudhrës në thelpinj. Qëroni dhe copëtoni karafilët; vendoseni në një tas të madh. Shtoni qepën, vajin e ullirit, lëngun e limonit, lëngun e portokallit, qimnonin, rigonin, piperin e zi dhe piperin e kuq të bluar. Përziejini mirë dhe rezervoni.

2. Shponi thellë rostin e derrit me një thikë të kockave nga të gjitha anët. Uleni me kujdes pjekjen në marinadë, duke e zhytur sa më shumë në lëng. Mbulojeni enën fort me

mbështjellës plastik. Marinojini në frigorifer për 24 orë duke e kthyer një herë.

3. Hiqni mishin e derrit nga marinada. Hidheni marinadën në një tigan me salcë mesatare. Lëreni të vlojë; gatuaj për 5 minuta. Hiqeni nga zjarri dhe lëreni të ftohet. Le menjane.

4. Për një skarë me qymyr, vendosni qymyr mbi nxehtësinë mesatare rreth një ene për të mbledhur lëngje. Provojeni në zjarr mesatar në një tigan. Vendoseni mishin në grilën e skarës sipër tabakasë së ujëmbledhësit. Mbulojeni dhe piqeni në skarë për 2½ deri në 3 orë ose derisa një termometër i leximit të menjëhershëm i futur në qendër të pjekjes të regjistrojë 140°F. (Për skarë me gaz, ngrohni paraprakisht skarën. Uleni nxehtësinë në mesatare. Vendoseni të ziejë. Vendoseni mishin në raftin e skarës mbi djegien e fikur. Mbulojeni dhe gatuajeni sipas udhëzimeve.) Hiqeni mishin nga grila. Mbulojeni lirshëm me fletë metalike dhe lëreni të pushojë për 10 minuta përpara se ta prisni në feta ose ta hidhni.

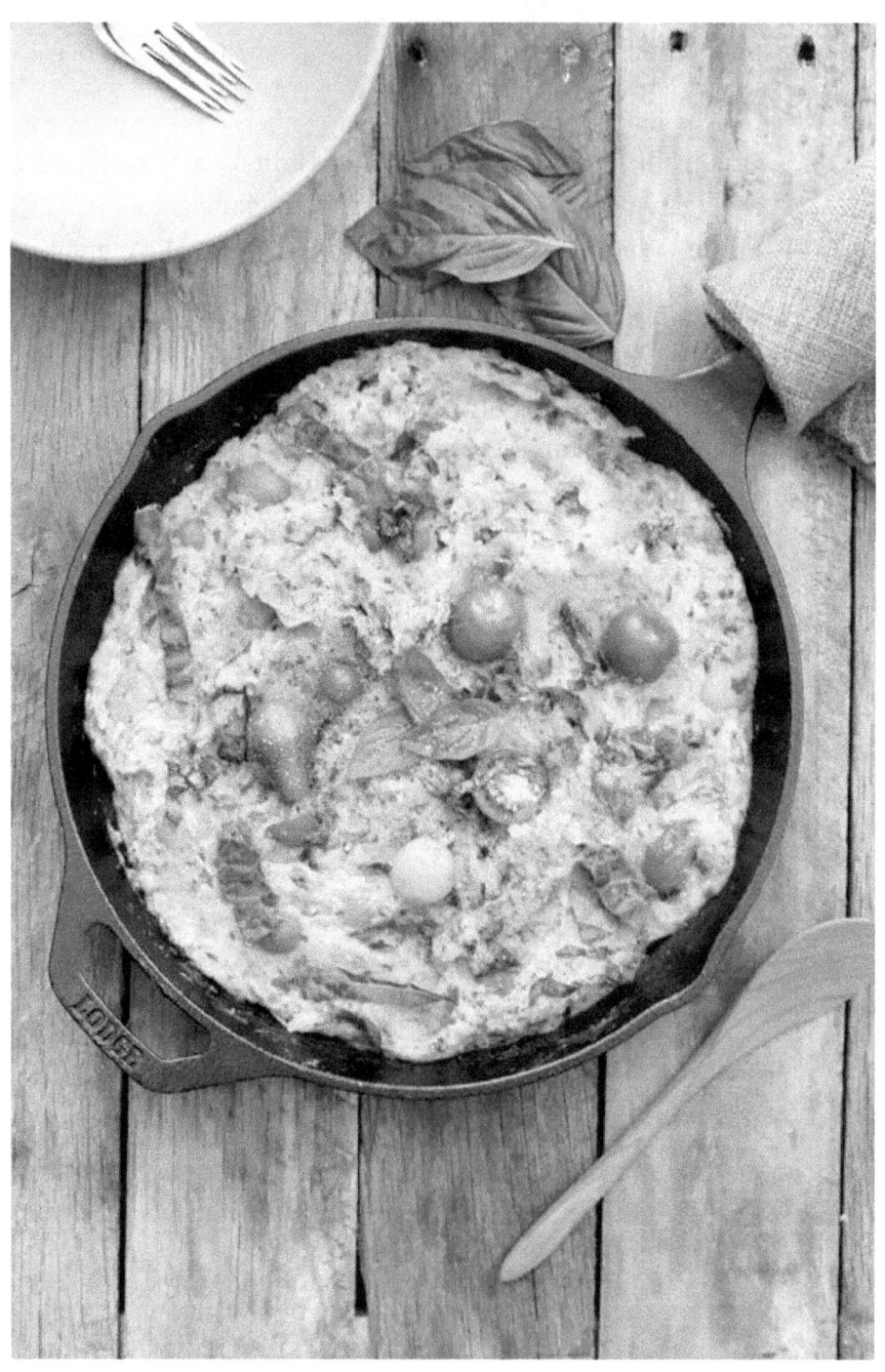

# ROSTO ITALIANE PIKANTE ME MISH DERRI ME PERIME

DETYRE SHTEPIE:20 minuta pjekje: 2 orë 25 minuta pushim: 10 minuta Përdorimi: 8 racione

"FRESH ËSHTË MË E MIRA" ËSHTË NJË MANTRA E MIRËNDIQNI KUR BËHET FJALË PËR GATIMIN SHUMICËN E KOHËS. SIDOQOFTË, BARISHTET E THATA FUNKSIONOJNË MIRË SI NJË PËRHAPJE NË MISH. KUR BIMËT THAHEN, AROMA E TYRE BËHET MË E PËRQENDRUAR. KUR BIEN NË KONTAKT ME LAGËSHTINË E MISHIT, LËSHOJNË AROMAT E TYRE NË MISH, SI NË KËTË ROSTO TË STILIT ITALIAN ME SHIJEN E MAJDANOZIT, KOPRËS, RIGONIT, HUDHRËS DHE SPECIT TË KUQ TË GRIRË TË NXEHTË.

- 2 lugë majdanoz të thatë, të grirë
- 2 lugë fara kopër të grimcuara
- 4 lugë çaji rigon të tharë, të grimcuar
- 1 lugë çaji piper i zi i sapo bluar
- ½ lugë çaji piper i kuq i bluar
- 4 thelpinj hudhre, te grira
- 1 shpatull derri 4 kile me kocka
- 1 deri në 2 lugë vaj ulliri
- 1¼ filxhan ujë
- 2 qepë mesatare, të qëruara dhe të prera në feta
- 1 llambë e madhe kopër, e prerë, e prerë dhe e prerë në feta
- 2 kilogramë lakrat e Brukselit

1. Ngrohni furrën në 325° F. Në një tas të vogël, kombinoni majdanozin, farat e koprës, rigonin, piperin e zi, piperin e kuq të grimcuar dhe hudhrën; Le menjane. Zgjidheni mishin e derrit të pjekur nëse është e nevojshme. Prisni yndyrën nga mishi. Fërkojeni mishin nga të gjitha anët me

përzierjen e erëzave. Nëse dëshironi, piqni përsëri për të mbajtur së bashku.

2. Ngrohni vajin në një furrë holandeze mbi nxehtësinë mesatare. Skuqini mishin nga të gjitha anët në vaj të nxehur. Kullojeni yndyrën. Hidhni ujë në furrë rreth kohës së pjekjes. E pjekim pa mbuluar për 1 orë e gjysmë. Rreth mishit të derrit të pjekur rregulloni qepë dhe kopër. Mbulojeni dhe piqni edhe për 30 minuta të tjera.

3. Ndërkohë, këputni kërcellin e lakrës së Brukselit dhe hiqni gjethet e jashtme të thara. Pritini lakrat e Brukselit në gjysmë. Shtoni lakrat e Brukselit në furrën holandeze, të shtruara sipër perimeve të tjera. Mbulojeni dhe piqeni në skarë për 30 deri në 35 minuta të tjera ose derisa perimet dhe mishi të zbuten. Transferoni mishin në një pjatë servirjeje dhe mbulojeni me fletë metalike. Lëreni të pushojë për 15 minuta përpara se ta prisni. Lëngjet nga tigani derdhen mbi perime. Duke përdorur një lugë me vrima, vendosni perimet në një pjatë ose tas për servirje; mbulojeni për të mbajtur ngrohtë.

4. Me një lugë të madhe hiqni yndyrën nga lëngu. Kullojeni lëngun e mbetur nga tigani përmes një sitë. Pritini mishin e derrit, hiqni kockën. Shërbejeni mishin me perime dhe lëngje tigani.

# NISHANI I DERRIT NË GATIM TË NGADALTË

DETYRE SHTEPIE: 20 minuta gatim i ngadaltë: 8 deri në 10 orë (i ulët) ose 4 deri në 5 orë (i lartë) Përdorimi: 8 racione

## ME QIMNON, KORIANDËR, RIGON, DOMATE, BAJAME, RRUSH TË THATË, DJEGËS DHE ÇOKOLLATË, KJO SALCË E PASUR DHE PIKANTE KA SHUMË GJËRA PËR TË, NË NJË MËNYRË TË MIRË. ËSHTË NJË VAKT IDEAL PËR TË FILLUAR NË MËNGJES PARA FILLIMIT TË DITËS. KUR TË KTHEHENI NË SHTËPI, DARKA ËSHTË POTHUAJSE GATI DHE SHTËPIA JUAJ KA ERË TË MREKULLUESHME.

1 shpatull derri i pjekur 3 kile pa kocka

1 filxhan qepë të grirë trashë

3 thelpinj hudhër, të prera në feta

1½ filxhan lëng mishi me kocka viçi (shih recetë), supë me kocka pule (shih recetë), ose supë pule ose viçi pa kripë të shtuar

1 lugë qimnon i bluar

1 lugë gjelle koriandër të bluar

2 lugë çaji rigon të tharë, të grimcuar

1 15 ons kanaçe domate të prera në kubikë pa kripë, të kulluara

1 6 ons kanaçe pastë domate pa kripë

½ filxhan bajame të prera në feta, të thekura (shih paragjykim)

¼ filxhan rrush të thatë të pasulfizuar ose rrush pa fara të artë

2 ons çokollatë pa sheqer (të tilla si Scharffen Berger 99% Kakao Bars), të copëtuar trashë

1 djegës i thatë ancho ose chipotle

2 shkopinj kanelle 4 inç

¼ filxhan cilantro e freskët, e copëtuar

1 avokado, të qëruar, me fara dhe të prera hollë

1 gëlqere, e prerë në copa

⅓ filxhan fara kungulli jeshile të thekura pa kripë (opsionale) (shih paragjykim)

1. Prisni yndyrën nga rostoja e derrit. Nëse është e nevojshme, prisni mishin që të futet në një tenxhere të ngadaltë 5 deri në 6 litra; Le menjane.

2. Përzieni qepën dhe hudhrën në një tenxhere të ngadaltë. Në një gotë matëse prej 2 gotash, kombinoni lëngun e kockave të viçit, qimnon, cilantro dhe rigon; derdhni në tenxhere. Shtoni domatet e prera në kubikë, pastën e domates, bajamet, rrushin e thatë, çokollatën, djegësin e tharë dhe shkopinjtë e kanellës. Vendosni mishin në tenxhere. Hidhni pak përzierje domateje sipër. Mbulojeni dhe gatuajeni në temperaturë të ulët për 8 deri në 10 orë ose në temperaturë të lartë për 4 deri në 5 orë ose derisa mishi i derrit të jetë i butë.

3. Transferoni mishin e derrit në një dërrasë prerëse; qetësohu pak. Pritini mishin në copa me dy pirunë. Mbulojeni mishin me letër alumini dhe lëreni mënjanë.

4. Hiqni dhe hidhni specat djegës të tharë dhe shkopinjtë e kanellës. Hiqni yndyrën nga përzierja e domates me një lugë të madhe. Transferoni përzierjen e domates në një blender ose procesor ushqimi. Mbulojeni dhe përzieni ose përpunoni derisa pothuajse të jetë e qetë. Kthejeni mishin e derrit dhe salcën në tenxhere të ngadaltë. Mbajeni të ngrohtë në zjarr të ulët derisa të jeni gati për t'u shërbyer, deri në 2 orë.

5. Pak para se ta servirni, shtoni cilantro. Shërbejeni nishanin në tasa dhe zbukurojeni me feta avokadoje, feta gëlqereje dhe sipas dëshirës fara kungulli.

# ZIERJE ME MISH DERRI DHE KUNGULL ME QIMNON

DETYRE SHTEPIE: 30 minuta gatim: 1 orë Përdorimet: 4 porcione

MUSTARDË ME PIPER DHE MUSTARDË KUNGULLISHTONI NGJYRË TË GJALLË DHE SHUMË VITAMINA, FIBRA DHE ACID FOLIK NË KËTË ZIERJE TË KALITUR ME SHIJE TË EVROPËS LINDORE.

1 1¼ deri në 1½ paund shpatull derri të pjekur

1 lugë gjelle paprika

1 lugë fara qimnon të grimcuar imët

2 lugë çaji mustardë të thatë

¼ lugë çaji piper kajen

2 lugë gjelle vaj kokosi të rafinuar

8 ons kërpudha të freskëta, të prera hollë

2 kërcell selino, të prera në mënyrë tërthore në feta 1 inç

1 qepë e vogël e kuqe, e prerë në rrathë të hollë

6 thelpinj hudhre te grira

5 gota lëng mishi të kockave të pulës (shih_recetë_) ose supë pule pa kripë të shtuar

2 gota kunguj gjalpë, të qëruara dhe të prera në kubikë

3 gota gjethe mustarde të grira trashë ose gjethe dafine

2 lugë sherebelë të freskët të prerë në rripa

¼ filxhan lëng limoni të freskët

1. Prisni yndyrën nga mishi i derrit. Pritini mishin e derrit në kube 1½ inç; vendoseni në një tas të madh. Në një tas të vogël, përzieni paprikën, farat e qimnonit, mustardën e thatë dhe piperin e kuq. Spërkateni sipër mishit të derrit, duke e hedhur në mënyrë të barabartë.

2. Në një tigan 4 deri në 5 litra, ngrohni vajin e kokosit në zjarr mesatar. Shtoni gjysmën e mishit; gatuajeni derisa të

marrë ngjyrë të artë, duke e trazuar herë pas here. Hiqeni mishin nga tigani. Përsëriteni me mishin e mbetur. Rezervoni mishin.

3. Në furrën holandeze shtoni kërpudhat, selinon, qepën e kuqe dhe hudhrën. Gatuani për 5 minuta, duke e përzier herë pas here. Kthejeni mishin në furrë. Shtoni me kujdes lëngun e kockave të pulës. Lëreni të vlojë; zvogëloni nxehtësinë. Mbulojeni dhe ziejini në zjarr të ulët për 45 minuta. Shtoni kungullin. Mbulojeni dhe ziejini për 10 deri në 15 minuta të tjera ose derisa mishi i derrit dhe kungulli të zbuten. Shtoni zarzavate mustardë dhe sherebelë. Gatuani për 2 deri në 3 minuta ose derisa perimet të jenë të buta. Shtoni lëng limoni.

# ROSTO SIPËR IJËVE TË MBUSHURA ME FRUTA ME SALCË RAKI

DETYRE SHTEPIE:30 minuta gatim: 10 minuta pjekje: 1 orë dhe 15 minuta pushim: 15 minuta Përdorimi: 8 deri në 10 porcione

KJO PJEKJE ELEGANTE ËSHTË E PËRKRYER PËRRAST I VEÇANTË OSE MBLEDHJE FAMILJARE, VEÇANËRISHT NË VJESHTË. SHIJET E SAJ (MOLLË, ARRËMYSHK, FRUTA TË THATA DHE ARRA) KAPIN THELBIN E ASAJ STINE. SHËRBEJENI ME PURE ME BORONICË TË PATATES SË ËMBËL DHE LAKËR PANXHARI TË PJEKUR (SHIH<u>RECETË</u>).

## ROSTO

1 lugë gjelle vaj ulliri

2 gota mollë Granny Smith të qëruara dhe të copëtuara (rreth 2 të mesme)

1 qepe e grirë hollë

1 lugë trumzë e freskët, e prerë në rripa

¾ lugë çaji piper i zi i sapo bluar

⅛ lugë çaji arrëmyshk i bluar

½ filxhan kajsi të thata të copëtuara pa sulfur

¼ filxhan arra të copëtuara, të thekura (shih<u>paragjykim</u>)

1 filxhan lëng mishi kockash pule (shih<u>recetë</u>) ose supë pule pa kripë të shtuar

1 rosto me kokë derri 3 kilogramësh pa kocka (filetë e thjeshtë)

## SALCË RAKI

2 lugë gjelle musht molle

2 lugë raki

1 lugë çaji mustardë Dijon (shih<u>recetë</u>)

piper i zi i sapo bluar

1. Për mbushjen, në një tigan të madh, ngrohni vajin e ullirit në zjarr mesatar. Shtoni mollët, qepujt, trumzën, ¼ lugë çaji piper dhe arrëmyshk; gatuaj 2 deri në 4 minuta ose derisa

mollët dhe qepujt të jenë të buta dhe të skuqen lehtë, duke i përzier herë pas here. Shtoni kajsitë, arrat dhe 1 lugë lëng mishi. Gatuani pa mbuluar për 1 minutë që të zbuten kajsitë. Hiqeni nga zjarri dhe lëreni mënjanë.

2. Ngrohni furrën në 325° F. Ndajeni pjekjen e derrit duke bërë një prerje për së gjati në qendër të pjekjes, duke bërë një prerje ½ inç nga ana tjetër. Përhapeni pjekjen. Vendoseni thikën në prerjen V, duke u kthyer horizontalisht në njërën anë të V dhe prisni ½ inç nga ana. Përsëriteni në anën tjetër të V. Përhapeni pjekjen dhe mbulojeni me mbështjellës plastik. Duke punuar nga qendra në skajet, skuqeni me një çekiç mishi derisa të jetë rreth ¾ inç i trashë. Hiqeni dhe hidhni mbështjellësin plastik. Mbushjen e shtroni sipër pjekjes. Duke filluar nga ana më e shkurtër, rrotullojeni pjekjen në një spirale. Lidheni me spango kuzhine 100% pambuk në disa vende për ta mbajtur rostoin së bashku. Spërkateni pjekjen me ½ lugë çaji të mbetur piper.

3. Vendoseni pjekjen në raft në një enë pjekjeje të cekët. Fusni një termometër furre në qendër të pjekjes (jo në mbushje). Piqni, pa mbuluar, për 1 orë 15 minuta deri në 1 orë 30 minuta ose derisa një termometër të regjistrojë 145° F. Hiqeni pjekjen dhe mbulojeni lirshëm me fletë metalike; lëreni të pushojë për 15 minuta përpara se ta prisni.

4. Ndërkohë, për salcën e rakisë, përzieni lëngun e mbetur dhe mushtin në yndyrën nga tigani, duke e trazuar për të hequr grimcat e skuqura. Kullojeni yndyrën në një tas mesatar. Lëreni të vlojë; gatuajeni për rreth 4 minuta ose

derisa salca të reduktohet me një të tretën. Shtoni rakinë dhe mustardën dijon. I rregullojmë sipas dëshirës me piper shtesë. Shërbejeni salcën me mish derri të pjekur.

# MISH DERRI I PJEKUR NË STILIN PORCHETTA

DETYRE SHTEPIE:15 minuta Marinimi: Pushimi gjatë natës: 40 minuta Pjekje: 1 orë
Përdorimet: 6 porcione

PORCHETA TRADICIONALE ITALIANE(NGANJËHERË SHKRUHET PORKETTA NË ANGLISHT AMERIKAN) ËSHTË NJË GJOKS PA KOCKA I MBUSHUR ME HUDHËR, KOPËR, PIPER DHE BARISHTE TË TILLA SI SHEREBELË OSE ROZMARINË, MË PAS HELL DHE PJEKUR NË SKARË MBI DRU. ZAKONISHT ËSHTË GJITHASHTU SHUMË I KRIPUR. KY VERSION PALEO ËSHTË I THJESHTUAR DHE SHUMË I SHIJSHËM. ZËVENDËSONI SHEREBELËN ME ROZMARINË TË FRESKËT, NËSE DËSHIRONI, OSE PËRDORNI NJË PËRZIERJE TË DY BARISHTEVE.

1 2 deri në 3 kilogramë ijë derri i pjekur pa kocka

2 lugë fara kopër

1 lugë çaji kokrra piper të zi

½ lugë çaji piper i kuq i bluar

6 thelpinj hudhre te grira

1 lugë gjelle lëvore portokalli të grira imët

1 lugë gjelle sherebelë e freskët e prerë në rripa

3 lugë vaj ulliri

½ filxhan verë të bardhë të thatë

½ filxhan lëng mishi kockash pule (shih<u>recetë</u>) ose supë pule pa kripë të shtuar

1. Hiqeni mishin e derrit të pjekur nga frigoriferi; Lëreni të qëndrojë në temperaturën e dhomës për 30 minuta. Ndërkohë, në një tigan të vogël, skuqni farat e koprës në zjarr mesatar, duke i përzier shpesh, për rreth 3 minuta ose derisa të errësohen dhe të kenë aromë; ftohtë. Transferoni në një erëza të pastër ose mulli kafeje. Shtoni

kokrrat e piperit dhe piperin e kuq të bluar. Bluajeni deri në konsistencë mesatare të imët. (Mos e bluani në pluhur.)

2. Ngrohni furrën në 325° F. Në një tas të vogël, kombinoni erëzat e bluara, hudhrën, lëkurën e portokallit, sherebelën dhe vajin e ullirit për të bërë një pastë. Vendoseni mishin e derrit të pjekur në raftin e telit në një enë të vogël pjekjeje. Fërkojeni përzierjen në mishin e derrit. (Nëse dëshironi, vendosni mishin e derrit në një enë qelqi 9 x 13 x 2 inç për pjekje. Mbulojeni me mbështjellës dhe vendoseni në frigorifer për të marinuar gjatë gjithë natës. Përpara pjekjes, vendoseni mishin në enë për pjekje dhe lëreni të qëndrojë në temperaturën e dhomës për 30 minuta para gatimit...)

3. Piqni mishin e derrit për 1 deri në 1½ orë ose derisa një termometër me lexim të menjëhershëm i futur në qendër të pjekjes të regjistrojë 145° F. Transferoni pjekjen në një dërrasë prerëse dhe mbulojeni lirshëm me letër alumini. Lëreni të qëndrojë 10 deri në 15 minuta përpara se ta prisni në feta.

4. Ndërkohë, lëngjet e tiganit hidhen në një gotë matëse. Prisni yndyrën nga lart; Le menjane. Vendoseni enën e pjekjes në djegien e sobës. Hidhni verën dhe lëngun e kockave të pulës në tigan. Lëreni të ziejë mbi nxehtësinë mesatare, duke e trazuar për të grirë grimcat e skuqura. Gatuani për rreth 4 minuta ose derisa masa të zvogëlohet pak. Përzieni lëngun e mbetur nga tigani; Presioni. Pritini mishin e derrit dhe shërbejeni me salcën.

# IJË DERRI I PJEKUR ME DOMATE

DETYRE SHTEPIE: 40 minuta pjekje: 10 minuta gatim: 20 minuta pjekje: 40 minuta në këmbë: 10 minuta deri në: 6 deri në 8 vakte

DOMATILLOS KANË NJË LËKURË NGJITËSE, DJATHINËN LËKURËN E TYRE PREJ LETRE. PASI T'I HIQNI LËKURËN, I SHPËLANI SHPEJT NËN UJË TË RRJEDHSHËM DHE JANË GATI PËR T'U PËRDORUR.

- 1 kile domate, të qëruara, me bisht dhe të shpëlarë
- 4 speca serrano, të hequr nga kërcelli, me fara dhe të prera në gjysmë (shih paragjykim)
- 2 jalapeños, të pastruara nga bishtat, farat dhe të prera në gjysmë (shih paragjykim)
- 1 piper i madh i verdhe i pastruar nga bishtat, farat dhe i prere pergjysme
- 1 piper zile e madhe portokalli, e pastruar nga bishtat, farat dhe e prerë në gjysmë
- 2 lugë gjelle vaj ulliri
- 1 2 deri në 2½ paund mish derri të pjekur pa kocka
- 1 qepë e verdhë e madhe, e qëruar, e përgjysmuar dhe e prerë hollë
- 4 thelpinj hudhre, te grira
- ¾ filxhan ujë
- ¼ filxhan lëng limoni të freskët
- ¼ filxhan cilantro e freskët, e copëtuar

1. Nxehni grilin në temperaturë të lartë. Mbulojeni fletën e pjekjes me letër alumini. Në tepsi të përgatitur vendosim domatet, specat serrano, jalapeños dhe specat zile. Ziejini perimet në skarë 4 centimetra nga zjarri derisa të karbonizohen mirë, duke i kthyer herë pas here domatiljet dhe duke i hequr perimet ndërsa shkrihen, 10 deri në 15 minuta. Vendosni serranos, jalapeños dhe tomatillos në një tas. Vendosni specat e ëmbël në një pjatë. Lërini perimet mënjanë të ftohen.

2. Ngrohni vajin në një tigan të madh mbi nxehtësinë mesatare-të lartë derisa të shkëlqejë. Thajeni pjekjen e

derrit me peshqir letre të pastër dhe shtoni në tigan. Piqeni derisa të skuqet mirë nga të gjitha anët, duke e kthyer pjekjen për një skuqje të njëtrajtshme. Transferoni pjekjen në një tepsi. Ulni nxehtësinë në mesatare. Shtoni qepën në tigan; gatuajini dhe përziejini për 5 deri në 6 minuta ose derisa të marrin ngjyrë kafe të artë. Shtoni hudhër; gatuaj edhe 1 minutë. E heqim tiganin nga zjarri.

3. Ngrohni furrën në 350° F. Për salcën e domates, kombinoni domatet, serranos dhe jalapeños në një përpunues ushqimi ose blender. Mbulojeni dhe përzieni ose përpunoni derisa të jetë e qetë; shtoni qepën në tigan. Ngroheni përsëri tiganin. Lëreni të vlojë; gatuajeni për 4 deri në 5 minuta ose derisa përzierja të jetë e errët dhe e trashë. Shtoni ujë, lëng limoni dhe cilantro.

4. Përhapeni salcën e domates në një enë pjekjeje të cekët ose në një enë pjekjeje drejtkëndëshe 3 litra. Vendosni mishin e derrit të pjekur në salcë. Mbulojeni mirë me letër alumini. Piqni për 40 deri në 45 minuta ose derisa një termometër i leximit të menjëhershëm i futur në qendër të pjekjes të lexojë 140°F.

5. Pritini specin në rripa. Shtoni salcën e domates në tigan. Ruani lirshëm me fletë metalike; lëreni të qëndrojë për 10 minuta. Pritini mishin; trazojeni salcën. Shërbejeni mishin e derrit të prerë në feta të mbushura me salcë domate.

# FILETO DERRI E MBUSHUR ME KAJSI

DETYRE SHTEPIE:20 minuta pjekje: 45 minuta pushim: 5 minuta Përdorimi: 2 deri në 3 porcione

- 2 kajsi të freskëta mesatare, të prera përafërsisht
- 2 lugë rrush pa squfur
- 2 lugë arra të grira
- 2 lugë çaji xhenxhefil të freskët të grirë
- ¼ lugë çaji kardamom i bluar
- 1 fileto derri 12 ons
- 1 lugë gjelle vaj ulliri
- 1 lugë gjelle mustardë dijon (shih<u>recetë</u>)
- ¼ lugë çaji piper i zi

1. Ngrohni furrën në 375° F. Vini një fletë pjekjeje me letër alumini; vendoseni raftin e pjekjes në tepsi.

2. Në një tas të vogël përzieni kajsitë, rrushin e thatë, arrat, xhenxhefilin dhe kardamonin.

3. Bëni një prerje për së gjati në qendër të mishit të derrit, prerë ½ inç nga ana tjetër. flutur për hapje Vendoseni mishin e derrit midis dy shtresave të filmit ushqimor. Duke përdorur anën e sheshtë të çekiçit të mishit, rrahni butësisht mishin në një trashësi prej ⅓ inç. Palosni fundin e bishtit për të bërë një drejtkëndësh të barabartë. Shpojmë lehtë mishin për të marrë një trashësi të barabartë.

4. Përhapeni përzierjen e kajsisë mbi mishin e derrit. Duke filluar nga fundi i ngushtë, rrotulloni mishin e derrit. Lidheni me spango kuzhine 100% pambuk, fillimisht në qendër, më pas në intervale 1 inç. Vendoseni pjekjen në raft.

5. Përzieni vajin e ullirit dhe mustardën dijon; lyej rosto. Spërkateni pjekjen me piper. Piqni për 45 deri në 55 minuta ose derisa një termometër i leximit të menjëhershëm i futur në qendër të pjekjes të regjistrojë 140°F. Lëreni të qëndrojë 5 deri në 10 minuta përpara se ta prisni në feta.

# FILETO DERRI ME KORE PERIMESH DHE VAJ HUDHRE KROKANTE

DETYRE SHTEPIE:15 minuta pjekje: 30 minuta gatim: 8 minuta pushim: 5 minuta
Përdorimi: 6 racione

- ⅓ filxhan mustardë dijon (shih<u>recetë</u>)
- ¼ filxhan majdanoz të freskët të grirë
- 2 lugë trumzë të freskët, të prerë në rripa
- 1 lugë rozmarinë të freskët të prerë në rripa
- ½ lugë çaji piper i zi
- 2 12-ons ijë derri
- ½ filxhan vaj ulliri
- ¼ filxhan hudhër të freskët të copëtuar
- ¼ deri në 1 lugë çaji piper i kuq i bluar

1. Ngrohni furrën në 450° F. Vini një fletë pjekjeje me letër alumini; vendoseni raftin e pjekjes në tepsi.

2. Në një tas të vogël përzieni mustardën, majdanozin, trumzën, rozmarinën dhe piperin e zi për të bërë një pastë. Përhapeni përzierjen e mustardës dhe barishteve sipër dhe anët e mishit të derrit. Transferoni mishin e derrit në skarë për ta gatuar. Vendoseni pjekjen në furrë; temperaturë më e ulët në 375°F. Piqni për 30 deri në 35 minuta ose derisa një termometër i leximit të menjëhershëm i futur në qendër të pjekjes të regjistrojë 140°F. Lëreni të qëndrojë 5 deri në 10 minuta përpara se ta prisni në feta.

3. Ndërkohë për vajin e hudhrës bashkojmë vajin e ullirit dhe hudhrën në një tenxhere të vogël. Gatuani mbi nxehtësi mesatare-të ulët për 8 deri në 10 minuta ose derisa hudhra të marrë ngjyrë kafe të artë dhe të fillojë të skuqet

(mos e lini hudhrën të digjet). Hiqeni nga nxehtësia; shtoni piper të kuq të bluar. Pritini mishin e derrit; hidhni vaj hudhre mbi fetat para se t'i shërbeni.

# MISH DERRI ME ERËZA INDIANE ME SALCË KOKOSI

FILLIMI PËR TË PËRFUNDUAR: Efekti 20 minuta: 2 racione

- 3 lugë çaji pluhur kerri
- 2 lugë çaji garam masala pa kripë
- 1 lugë çaji qimnon i bluar
- 1 lugë çaji koriandër të bluar
- 1 fileto derri 12 ons
- 1 lugë gjelle vaj ulliri
- ½ filxhan qumësht kokosi të rregullt (siç është marka Nature's Way)
- ¼ filxhan cilantro e freskët, e copëtuar
- 2 lugë mente të freskët të copëtuar

1. Në një tas të vogël, përzieni 2 lugë çaji me kerri, garam masala, qimnon dhe koriandër. Pritini mishin e derrit në feta ½ inç të trasha; spërkatni me erëza. .

2. Në një tigan të madh, ngrohni vajin e ullirit në zjarr mesatar. Shtoni feta derri në tigan; gatuajeni për 7 minuta duke e kthyer një herë. Hiqni mishin e derrit nga tigani; mbulojeni për të mbajtur ngrohtë. Për salcën, shtoni qumështin e kokosit dhe lugën e mbetur të çajit me pluhur kerri në tigan, duke e trazuar për të grirë grimcat. Gatuani në zjarr të ulët për 2 deri në 3 minuta. Shtoni koriandër dhe nenexhik. Shtoni mishin e derrit; gatuajeni derisa të nxehet, duke e hedhur salcën me lugë mbi mishin e derrit.

# SKALOPINË DERRI ME MOLLË DHE GËSHTENJA ME ERËZA

DETYRE SHTEPIE: 20 minuta gatim: 15 minuta Përdorimi: 4 porcione

2 12-ons ijë derri
1 lugë gjelle pluhur qepë
1 lugë gjelle hudhër pluhur
½ lugë çaji piper i zi
2 deri në 4 lugë vaj ulliri
2 mollë Fuji ose Pink Lady, të qëruara, pa kore dhe të prera përafërsisht
¼ filxhan qepe të grira hollë
¾ lugë çaji kanellë të bluar
⅛ lugë çaji karafil të bluar
⅛ lugë çaji arrëmyshk i bluar
½ filxhan lëng mishi kockash pule (shih<u>recetë</u>) ose supë pule pa kripë të shtuar
2 lugë gjelle lëng limoni të freskët
½ filxhan gështenja të qëruara të pjekura, arra të copëtuara* ose të copëtuara
1 lugë gjelle sherebelë e freskët e prerë në rripa

1. Pritini biftekët e filetove diagonalisht në feta ½ inç të trasha. Vendosini fetat e derrit midis dy pjesëve të mbështjelljes plastike. Pureeni me anën e sheshtë të çekiçit të mishit derisa të jetë e qetë. I spërkasim fetat me pluhur qepe, pluhur hudhre dhe piper të zi.

2. Në një tigan të madh ngrohni 2 lugë vaj ulliri në zjarr mesatar. Gatuani mishin e derrit, në tufa, për 3 deri në 4 minuta, duke e kthyer një herë dhe duke shtuar më shumë vaj nëse është e nevojshme. Transferoni mishin e derrit në një pjatë; mbulojeni dhe mbajeni të ngrohtë.

3. Rriteni nxehtësinë në mesatare të lartë. Shtoni mollët, qepujt, kanellën, karafilin dhe arrëmyshkun. Gatuani dhe

përzieni për 3 minuta. Shtoni lëngun e kockave të pulës dhe lëngun e limonit. Mbulojeni dhe gatuajeni për 5 minuta. Hiqeni nga nxehtësia; shtoni gështenja dhe sherebelë. Shërbejeni përzierjen e mollës mbi mishin e derrit.

*Shënim: Për të pjekur gështenjat, ngrohni furrën në 400° F. Prisni një X në njërën anë të lëvozhgës së gështenjës. Kjo do të lejojë që guaska të relaksohet gjatë gatimit. Vendosni gështenjat në një tepsi dhe piqini për 30 minuta ose derisa lëkurat të ndahen nga arrat dhe arrat të jenë të buta. Mbështillini gështenjat e pjekura me një peshqir kuzhine të pastër. Qëroni lëvozhgat e arrave të bardha në të verdhë dhe lëkurën.

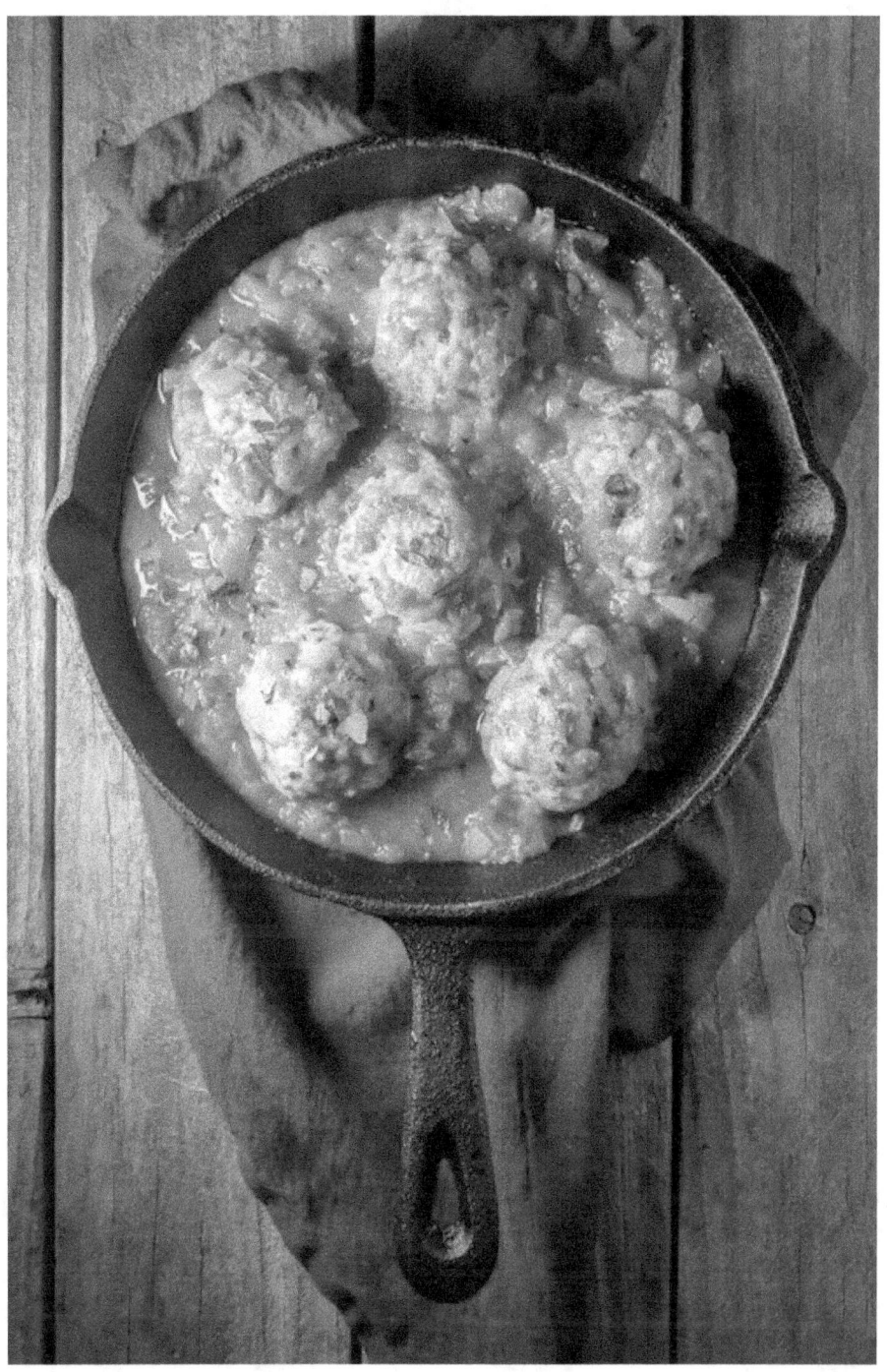

# FAJITA ME MISH DERRI PËR TIGANISJE

DETYRE SHTEPIE: Koha e gatimit: 20 minuta: 22 minuta Përdorimi: 4 porcione

1 kile fileto derri, e prerë në shirita 2 inç
3 lugë erëza fajita pa kripë ose erëza meksikane (shih recetë)
2 lugë gjelle vaj ulliri
1 qepë e vogël e grirë hollë
½ piper i kuq, i prerë dhe i prerë në feta hollë
½ piper i ëmbël portokalli, i prerë dhe i prerë në feta hollë
1 jalapeño, e hequr dhe e prerë hollë (shih paragjykim) (opsionale)
½ lugë çaji fara qimnoni
1 filxhan kërpudha të freskëta të prera hollë
3 lugë gjelle lëng limoni të freskët
½ filxhan cilantro e freskët, e prerë në rripa
1 avokado, e qëruar dhe e prerë në kubikë
Salca e dëshiruar (shih receta)

1. Spërkateni mishin e derrit me 2 lugë erëza fajita. Nxehni 1 lugë gjelle vaj në një tigan shumë të madh mbi nxehtësinë mesatare-të lartë. Shtoni gjysmën e mishit të derrit; gatuajeni dhe përzieni për rreth 5 minuta ose derisa të mos jetë më rozë. Transferoni mishin në një tas dhe mbulojeni për ta mbajtur të ngrohtë. Përsëriteni me vajin e mbetur dhe mishin e derrit.

2. Ndezni nxehtësinë në mesatare. Shtoni 1 lugë gjelle të mbetur erëza fajita, qepë, piper zile, jalapeno dhe qimnon. Gatuani dhe përzieni për rreth 10 minuta ose derisa perimet të zbuten. Kthejeni të gjithë mishin dhe çdo lëng të grumbulluar në tigan. Shtoni kërpudhat dhe lëngun e limonit. Gatuani derisa të nxehet. Hiqeni tiganin nga nxehtësia; shtoni koriandër. Shërbejeni me avokado dhe salcë sipas dëshirës.

# FILETO DERRI ME PORT DHE KUMBULLA TË THATA

DETYRE SHTEPIE:10 minuta pjekje: 12 minuta pushim: 5 minuta Përdorimi: 4 porcione

PORTI ËSHTË NJË VERË BUJARE,DO TË THOTË RAKI SI RAKI SHTOHET PËR TË NDALUAR PROCESIN E FERMENTIMIT. KJO DO TË THOTË SE AJO PËRMBAN MË SHUMË SHEQER TË MBETUR SESA VERA E KUQE E TRYEZËS DHE KËSHTU KA NJË SHIJE MË TË ËMBËL. JO DIÇKA QË DËSHIRONI TË PINI ÇDO DITË, POR PAK PIJE HERË PAS HERE ËSHTË MIRË.

2 12-ons ijë derri

2½ lugë çaji koriandër të bluar

¼ lugë çaji piper i zi

2 lugë gjelle vaj ulliri

1 qepe, e prerë në feta

½ filxhan verë porti

½ filxhan lëng mishi kockash pule (shih<u>recetë</u>) ose supë pule pa kripë të shtuar

20 kumbulla të thata pa kokrra

½ lugë çaji piper i kuq i bluar

2 lugë çaji tarragon të freskët të prerë në rripa

1. Ngrohni furrën në 400° F. Spërkateni mishin e derrit me 2 lugë çaji cilantro dhe piper të zi.

2. Në një tigan të madh kundër furrës, ngrohni vajin e ullirit në zjarr mesatar. Shtoni filetot në tigan. Piqni derisa të skuqet nga të gjitha anët, të skuqet në mënyrë të barabartë, rreth 8 minuta. E vendosim tavën në furrë. Grijini të zbuluara për rreth 12 minuta ose derisa një termometër i leximit të menjëhershëm i futur në qendër të skarës të regjistrojë 140° F. Transferoni petat në një

dërrasë prerëse. Mbulojeni pak me folie dhe lëreni të pushojë për 5 minuta.

3. Ndërkohë për salcën kullojmë yndyrën nga tigani duke rezervuar 1 lugë gjelle. Gatuani qepujt në yndyrën e ndarë në një tigan mbi nxehtësinë mesatare në të lartë për rreth 3 minuta ose derisa të marrin ngjyrë kafe të artë dhe të butë. Shtoni portin në tigan. Lëreni të ziejë, duke e trazuar për të gërvishtur çdo pjesë të skuqur. Shtoni lëngun e kockave të pulës, kumbullat e thata, piper të kuq të grimcuar dhe ½ lugë çaji cilantro të mbetur. Gatuani mbi nxehtësi mesatare për të reduktuar pak, rreth 1 deri në 2 minuta. Shtoni tarragonin.

4. Pritini mishin e derrit në feta dhe shërbejeni me kumbulla të thata dhe salcë.

# COPAT E DERRIT TË STILIT MOO SHU MBI MARULE ME PERIME TURSHI TË SHPEJTA

FILLIMI PËR TË PËRFUNDUAR: 45 minuta bën: 4 racione

NËSE KENI NGRËNË NJË PJATË TRADICIONALE MOO SHUNË NJË RESTORANT KINEZ, JU E DINI SE ËSHTË NJË MBUSHJE E SHIJSHME ME MISH DHE PERIME TË NGRËNË MBI PETULLA TË HOLLA ME NJË SALCË TË ËMBËL KUMBULLE OSE HOISIN. KY VERSION PALEO MË I LEHTË DHE MË I FRESKËT PËRMBAN MISH DERRI, BOK CHOY DHE KËRPUDHA SHIITAKE TË SKUQURA ME XHENXHEFIL DHE HUDHËR, DHE SHIJOHET NË MBËSHTJELLËS MARULE ME PERIME TURSHI KROKANTE.

### PERIME TURSHI
- 1 filxhan karota të skuqura
- 1 filxhan rrepkë daikon të grirë
- ¼ filxhan qepë të kuqe të copëtuar
- 1 filxhan lëng molle pa sheqer
- ½ filxhan uthull musht

### MISH DERRI
- 2 lugë vaj ulliri ose vaj kokosi të rafinuar
- 3 vezë të rrahura lehtë
- 8 ons fileto derri, të prera në shirita 2 × ½ inç
- 2 lugë çaji xhenxhefil të freskët të bluar
- 4 thelpinj hudhre, te grira
- 2 gota lakër napa të prera hollë
- 1 filxhan kërpudha shiitake të prera hollë
- ¼ filxhan qepë të prera hollë
- 8 gjethe marule të Bostonit

1. Për perime turshi të shpejta, kombinoni karotat, daikon dhe qepën në një tas të madh. Për shëllirë, ngrohni lëngun e mollës dhe uthullën në një tenxhere derisa të ngrihet avulli. Hidhni shëllirë mbi perimet në tas; Mbulojeni dhe vendoseni në frigorifer derisa ta servirni.

2. Nxehni 1 lugë gjelle vaj në një tigan të madh mbi nxehtësinë mesatare. Rrihni lehtë vezët me një rrahëse. Shtoni vezët në tigan; gatuajeni, pa e përzier, derisa fundi të jetë vendosur, rreth 3 minuta. Kthejeni me kujdes vezën me një shpatull fleksibël dhe gatuajeni nga ana tjetër. Hiqeni vezën nga tigani dhe vendoseni në një tas.

3. Ngroheni tiganin; shtoni 1 lugë vaj të mbetur. Shtoni shiritat e derrit, xhenxhefilin dhe hudhrën. Gatuani dhe përzieni mbi nxehtësinë mesatare për rreth 4 minuta ose derisa mishi i derrit të mos jetë më rozë. Shtoni lakër dhe kërpudha; gatuajini dhe përziejini për rreth 4 minuta ose derisa lakra të thahet, kërpudhat të jenë të buta dhe mishi i derrit të jetë gatuar. E heqim tiganin nga zjarri. Pritini vezën e zier në rripa. Përziejini butësisht shiritat e vezëve dhe qepët e pranverës në mishin e derrit. Shërbejeni mbi gjethe marule dhe sipër me perime turshi.

# COPAT E DERRIT ME ARRA MAKADAMIA, SHEREBELË, FIQ DHE PURE PATATE TË ËMBËL

DETYRE SHTEPIE: 15 minuta  Koha e gatimit: 25 minuta  Përdorimi: 4 porcione

NË KOMBINIM ME PURENË E PATATES SË ËMBËL, KËTO BËRXOLLA TË LËNGSHME ME MAJË SHEREBELE JANË VAKTI I PËRSOSUR I VJESHTËS QË BASHKOHET SHPEJT, DUKE E BËRË ATË PERFEKT PËR NJË NATË TË NGARKUAR JAVE.

4 bërxolla derri pa kocka, të prera 1¼ inç të trashë

3 lugë sherebelë të freskët, të prerë në rripa

¼ lugë çaji piper i zi

3 lugë vaj arrë makadamia

2 kilogramë patate të ëmbla, të qëruara dhe të prera në copa 1 inç

¾ filxhan arra makadamia të copëtuara

½ filxhan fiq të thatë të copëtuar

⅓ filxhan lëng mishi me kocka viçi (shih_recetë_) ose supë viçi pa kripë të shtuar

1 lugë gjelle lëng limoni të freskët

1. Spërkatni bërxollat e derrit nga të dyja anët me 2 lugë sherebelë dhe piper; fshij me gishta. Ngrohni 2 lugë vaj në një tigan të madh mbi nxehtësinë mesatare. Shtoni bërxolla në tigan; gatuaj 15 deri në 20 minuta ose derisa të bëhet (145°F), duke e kthyer një herë në gjysmë të gatimit. Transferoni bërxollat në një pjatë; mbulojeni për të mbajtur ngrohtë.

2. Ndërkohë bashkojmë patatet e ëmbla dhe ujin aq sa të mbulohet në një tenxhere të madhe. Lëreni të vlojë; zvogëloni nxehtësinë. Mbulojeni dhe ziejini për 10 deri në 15 minuta ose derisa patatet të zbuten. Kulloni patatet.

Shtoni lugën e mbetur të vajit të makadamisë tek patatet dhe skuqeni derisa të bëhet krem; duke mbajtur ngrohtë.

3. Për salcën, shtoni arra makadamia në tigan; gatuajeni në zjarr mesatar derisa të skuqet. Shtoni fiqtë e thatë dhe lugën e mbetur të sherebelës; gatuaj për 30 sekonda. Shtoni lëngun e kockave të viçit dhe lëngun e limonit në tigan, duke e trazuar për të grirë grimcat e skuqura. Hidhni salcën mbi bërxollat e derrit dhe shërbejeni me pure të patates së ëmbël.

# BËRXOLLA DERRI TË SKUQURA NË TIGAN ME ROZMARINË DHE LIVANDO ME RRUSH DHE ARRA TË THEKURA

DETYRE SHTEPIE:Gatim 10 minuta: Pjekje në skarë 6 minuta: 25 minuta Përdorimi: 4 racione

PIQNI RRUSHIN SË BASHKU ME BËRXOLLAT E DERRITRRIT SHIJEN DHE ËMBËLSINË E SAJ. TË KOMBINUARA ME ARRA TË THEKUR KROKANTE DHE PAK ROZMARINË TË FRESKËT, ATO JANË NJË SHTESË E SHKËLQYER PËR KËTO BËRXOLLA TË PËRZEMËRTA.

2 lugë rozmarinë të freskët të prerë në rripa

1 lugë gjelle livando të freskët të copëtuar

½ lugë çaji pluhur hudhër

½ lugë çaji piper i zi

4 bërxolla derri, të prera 1¼ inç të trasha (rreth 3 paund)

1 lugë gjelle vaj ulliri

1 qepe e madhe, e prerë në feta hollë

1½ filxhan rrush i kuq dhe/ose jeshil pa fara

½ filxhan verë të bardhë të thatë

¾ filxhan me arra të grira trashë

Rozmarinë e sapo prerë

1. Ngrohni furrën në 375° F. Në një tas të vogël, kombinoni 2 lugë rozmarinë, livando, hudhër pluhur dhe piper. Fërkojeni përzierjen e barishteve në mënyrë të barabartë në bërxollat e derrit. Në një tigan shumë të madh kundër furrës, ngrohni vajin e ullirit në nxehtësi mesatare-të lartë. Shtoni bërxolla në tigan; gatuaj 6 deri në 8 minuta ose derisa të marrë ngjyrë kafe të artë nga të dyja anët. Transferoni bërxollat në një pjatë; mbulojeni me petë.

2. Shtoni qepujt në tigan. Gatuani dhe përzieni mbi nxehtësinë mesatare për 1 minutë. Shtoni rrushin dhe verën. Gatuani edhe për rreth 2 minuta të tjera, duke e trazuar për të grirë grimcat e skuqura. Kthejini bërxollat e derrit në tigan. Vendoseni tavën në furrë; piqni në skarë për 25 deri në 30 minuta ose derisa të bëhen copëzat (145°F).

3. Nderkohe radhisim pekanet ne nje ene te ceket per pjekje. Shtoni në furrë me bërxollat. Piqeni në skarë për rreth 8 minuta ose derisa të skuqet, duke e përzier një herë që të skuqet në mënyrë të barabartë.

4. Për t'u servirur, sipër bërxollat e derrit me rrush dhe pekan të thekur. Përveç kësaj, spërkateni me rozmarinë të freskët.

# BËRXOLLA DERRI ALLA FIORENTINA ME BROKOLI TË PJEKUR RABE

DETYRE SHTEPIE:20 minuta pjekje në skarë: 20 minuta marinim: 3 minuta përdorim: 4 porcioneFOTOGRAFIA

"ATJE FIRENCE"NË THELB DO TË THOTË "NË STILIN E FIRENCES". KJO RECETË ËSHTË STILUAR SIPAS BISTECCA ALLA FIORENTINA, NJË PESHK TOSKAN I PJEKUR NË SKARË MBI NJË ZJARR DRURI ME SHIJET MË TË THJESHTA, ZAKONISHT VETËM VAJ ULLIRI, KRIPË, PIPER TË ZI DHE NJË SHTRYDHJE LIMONI TË FRESKËT PËR TË PËRFUNDUAR.

1 kile rabe brokoli

1 lugë gjelle vaj ulliri

4 bërxolla derri me kocka 6 deri në 8 ons, të prera 1½ deri në 2 inç të trasha

piper i zi i bluar trashë

1 limon

4 thelpinj hudhre, te prera holle

2 lugë rozmarinë të freskët të prerë në rripa

6 gjethe sherebele të freskëta, të prera

1 lugë çaji piper i kuq i bluar (ose sipas shijes)

½ filxhan vaj ulliri

1. Në një tenxhere të madhe zbardhni rabin e brokolit në ujë të vluar për 1 minutë. Transferoni menjëherë në një tas me ujë akull. Kur të ftohet, kullojeni brokolin në një tepsi të veshur me peshqir letre, duke e tharë sa më shumë që të jetë e mundur me peshqirë letre shtesë. Hiqni peshqirët e letrës nga tigani. Spërkateni brokolin me 1 lugë gjelle vaj ulliri, hidheni në shtresë; lëreni mënjanë derisa të jeni gati për t'u pjekur në skarë.

2. I spërkasim bërxollat e derrit nga të dyja anët me piper të grirë trashë; Le menjane. Duke përdorur një qërues perimesh, hiqni shiritat e lëvozhgës nga limoni (rezervojeni limonin për një përdorim tjetër). Rregulloni në një pjatë të madhe rripa lëvozhgë limoni, hudhra të prera në feta, rozmarinë, sherebelë dhe piper të kuq të bluar; Le menjane.

3. Për një skarë me qymyr, zhvendosni pjesën më të madhe të prushit në njërën anë të grilës dhe lini disa prush nën anën tjetër të grilës. Ziejini bërxollat direkt mbi qymyr për 2 deri në 3 minuta ose derisa të marrin ngjyrë kafe. Kthejini bërxollat dhe ziejini nga ana tjetër për 2 minuta të tjera. Lëvizni bërxollat në anën tjetër të skarës. Mbulojeni dhe piqeni në skarë për 10 deri në 15 minuta ose derisa të mbaroni (145°F). (Për skarë me gaz, ngrohni paraprakisht skarën; zvogëloni nxehtësinë në njërën anë të skarës në mesatare. Grijini bërxollat si më sipër në temperaturë të lartë. Kaloni në anën e skarës në nxehtësi mesatare; vazhdoni si më sipër).

4. Kalojini kotatet në një tepsi. Hidhni ½ filxhan vaj ulliri mbi bërxolla, duke i kthyer për të mbuluar të dyja anët. Marinojini bërxollat për 3 deri në 5 minuta përpara se t'i shërbeni, duke i kthyer një ose dy herë për të mbushur mishin me aromën e lëvores së limonit, hudhrës dhe barishteve.

5. Ndërsa bërxollat pushojnë, piqni brokolin në skarë derisa të jetë pak e djegur dhe e nxehtë. Në pjatë me bërxollat e derrit e rregullojmë rabin e brokolit; hidhni me lugë pak

nga marinada mbi çdo kotele dhe brokoli përpara se ta shërbeni.

# BËRXOLLA DERRI TË MBUSHURA ME ESCAROLE

DETYRE SHTEPIE:Koha e gatimit: 20 minuta: 9 minuta Përdorimi: 4 porcione

ENDIVE MUND TË HAHET SI SALLATË JESHILE.OSE SKUQENI BUTËSISHT ME HUDHËR NË VAJ ULLIRI PËR NJË PJATË ANËSORE TË SHPEJTË. KËTU, E KOMBINUAR ME VAJ ULLIRI, HUDHËR, PIPER TË ZI, PIPER TË KUQ TË BLUAR DHE LIMON, BËHET NJË MBUSHJE E MREKULLUESHME JESHILE E NDEZUR PËR BËRXOLLAT E DERRIT TË SKUQURA NË TIGAN.

4 bërxolla derri me kocka 6 deri në 8 ons, të prera ¾ inç të trashë

½ endive e mesme, e grirë hollë

4 lugë vaj ulliri

1 lugë gjelle lëng limoni të freskët

¼ lugë çaji piper i zi

¼ lugë çaji piper i kuq i bluar

2 thelpinj të mëdhenj hudhër, të prera

Vaj ulliri

1 lugë gjelle sherebelë e freskët e prerë në rripa

¼ lugë çaji piper i zi

⅓ filxhan verë të bardhë të thatë

1. Duke përdorur një thikë prerëse, prisni një xhep të thellë, rreth 2 centimetra të gjerë, në anën e lakuar të çdo copa derri; Le menjane.

2. Në një enë të madhe përzieni endiven, 2 lugë vaj ulliri, lëngun e limonit, ¼ lugë çaji piper të zi, piperin e kuq të bluar dhe hudhrën. Mbushni çdo kotëletë me një të katërtën e përzierjes. Lyejeni bërxollat me vaj ulliri.

Spërkateni me sherebelë dhe ¼ lugë çaji piper të zi të bluar.

3. Në një tigan shumë të madh, ngrohni 2 lugët e mbetura vaj ulliri në zjarr mesatar. Gatuani mishin e derrit për 4 minuta nga secila anë deri në kafe të artë. Transferoni bërxollat në një pjatë. Shtoni verën në tigan, duke gërvishtur çdo pjesë të skuqur. Ulni lëngun në tigan për 1 minutë.

4. Hidhni lëngun nga tigani mbi bërxollat përpara se ta shërbeni.

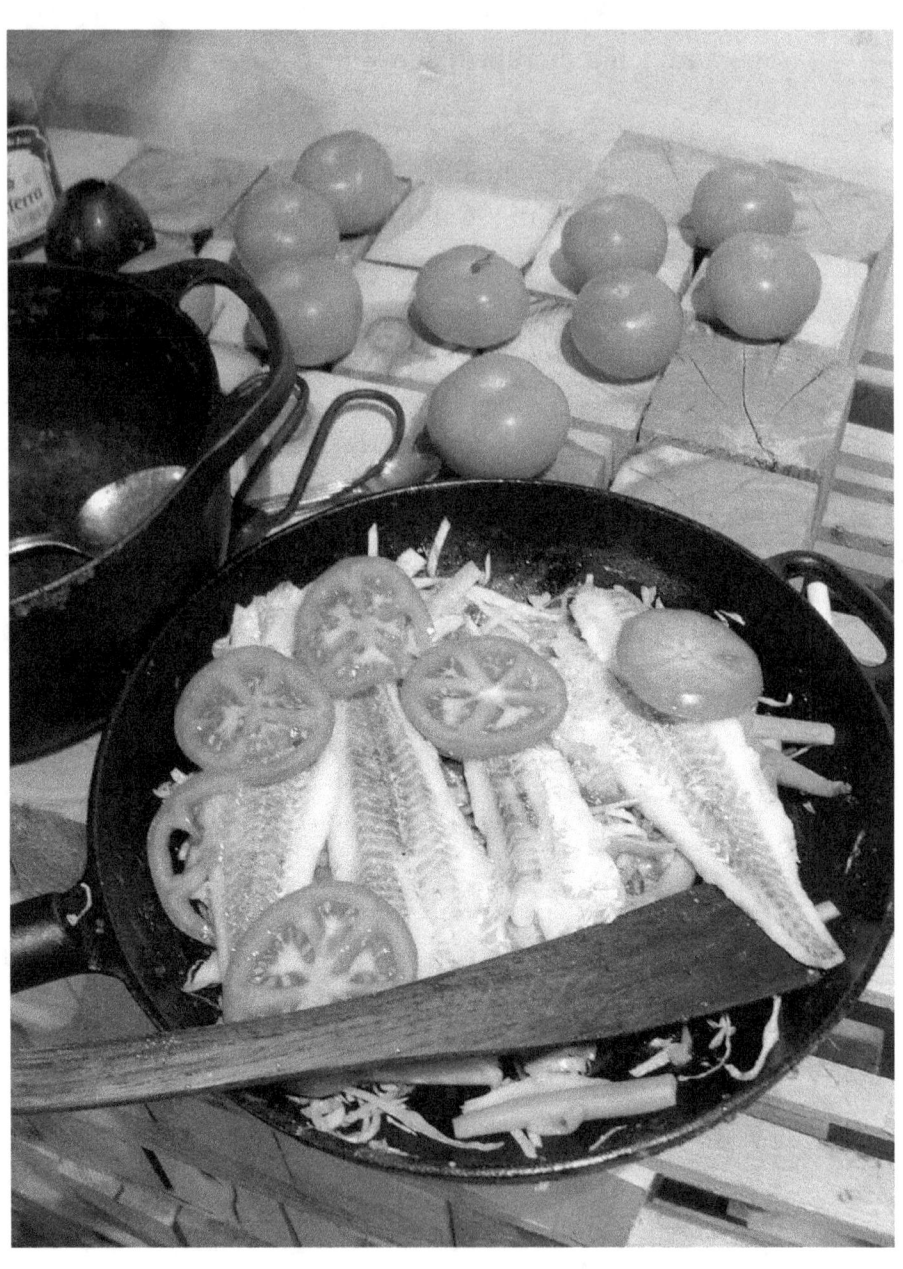

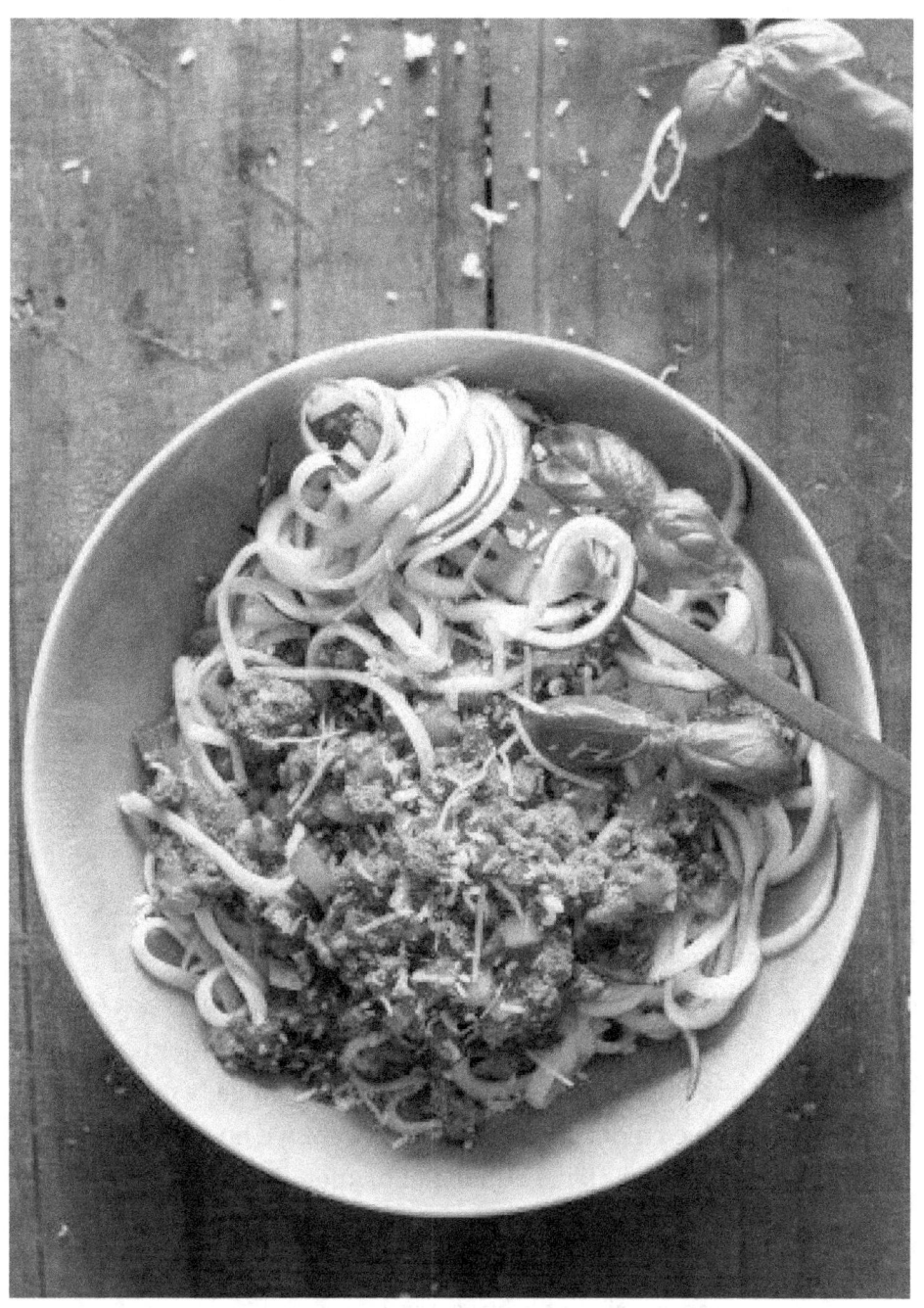

# BRINJË TË TYMOSUR ME SALCË MOLLË DHE MUSTARDË

ZHYTJE:1 orë pushim: 15 minuta Tymosur: 4 orë gatim: 20 minuta Përdorimi: 4 racioneFOTOGRAFIA

AROMË E PASUR DHE TEKSTURË MISHI.BRINJËT E TYMOSUR KËRKOJNË DIÇKA TË FRESKËT DHE KROKANTE PËR T'U SHOQËRUAR ME TË. POTHUAJSE ÇDO SALLATË DO TË BËJË, POR SALLATA ME KOPËR (SHIHRECETËDHE NE FOTOKËTU), ËSHTË VEÇANËRISHT I MIRË.

## BRINJË
- 8 deri në 10 copë dru molle ose arre
- 3 deri në 3½ kilogram brinjë derri
- ¼ filxhan erëz të tymosur (shihrecetë)

## DIP
- 1 mollë mesatare gatimi, e qëruar, e prerë dhe e prerë në feta hollë
- ¼ filxhan qepë të copëtuar
- ¼ filxhan ujë
- ¼ filxhan uthull musht
- 2 lugë mustardë dijon (shihrecetë)
- 2 deri në 3 lugë ujë

1. Të paktën 1 orë para pirjes së duhanit, njomni copat e drurit në ujë të mjaftueshëm sa të mbulohen. Kullojeni para përdorimit. Prisni yndyrën e dukshme nga brinjët. Nëse është e nevojshme, hiqni membranën e hollë nga pjesa e pasme e brinjëve. Vendosini brinjët në një tigan të madh e të cekët. Spërkateni në mënyrë të barabartë me erëza të tymosura; fshij me gishta. Lëreni të qëndrojë në temperaturën e dhomës për 15 minuta.

2. Vendosni qymyrin e ngrohur paraprakisht, copat e drurit të kulluar dhe një enë me ujë në duhanpirjen sipas udhëzimeve të prodhuesit. Hidhni ujë në tigan. Vendosini brinjët, me anën e kockave poshtë, në një raft teli mbi një tas me ujë. (Ose vendosni brinjë në raft; vendosni raftin me brinjë në raft.) Mbulojeni dhe tymosni për 2 orë. Mbani një temperaturë të duhanpirësit afërsisht 225°F gjatë gjithë kohës gjatë pirjes së duhanit. Shtoni më shumë qymyr dhe ujë sipas nevojës për të ruajtur temperaturën dhe lagështinë.

3. Ndërkohë, për salcën e leckës, bashkoni fetat e mollës, qepën dhe ¼ filxhani ujë në një tigan të vogël. Lëreni të vlojë; zvogëloni nxehtësinë. Mbulojeni dhe gatuajeni në zjarr të ulët për 10 deri në 12 minuta ose derisa fetat e mollës të jenë të buta, duke i përzier herë pas here. Lëreni të ftohet pak; transferoni mollën dhe qepën e pakulluar në një përpunues ushqimi ose blender. Mbulojeni dhe përpunoni ose përzieni derisa të jetë e qetë. Purenë e kthejmë në tenxhere. Shtoni uthull dhe mustardë dijon. Gatuani në nxehtësi mesatare-të ulët për 5 minuta, duke e përzier herë pas here. Shtoni 2 deri në 3 lugë ujë (ose më shumë sipas nevojës) për ta bërë salcën konsistencën e një vinegrette. Ndani salcën në të tretat.

4. Pas 2 orësh, lyejmë brinjët me një të tretën e salcës së leckës. Mbulojeni dhe pini duhan edhe për 1 orë. Lyejeni përsëri me një të tretën e dytë të salcës së leckës. Mbështillenni secilën pjesë të brinjëve në letër të trashë dhe kthejini brinjët te duhanpirësi, duke i vendosur ato njëra mbi tjetrën nëse është e nevojshme. Mbulojeni dhe

pini duhan edhe për 1 deri në 1 orë e gjysmë ose derisa brinjët të zbuten. *

5. Zhbllokoni brinjët dhe lyejini me të tretën e mbetur të salcës së leckës. Për ta servirur, prisni brinjët midis kockave.

*Këshillë: Për të kontrolluar nëse brinjët janë të buta, hiqni me kujdes fletë metalike nga një nga pllakat e brinjëve. Ngrini panelin me shirita me një palë pincë, duke e mbajtur panelin nga çereku i sipërm i panelit. Kthejeni pllakën e brinjëve në mënyrë që ana e mishit të jetë e kthyer nga poshtë. Nëse brinjët janë të buta, dërrasa duhet të fillojë të shpërbëhet kur ta merrni. Nëse nuk është i butë, mbështillni përsëri në letër dhe vazhdoni t'i tymosni brinjët derisa të zbuten.

# BRINJË DERRI TË PJEKURA NË SKARË ME SALLATË TË FRESKËT ANANASI

DETYRE SHTEPIE:Gatim 20 minuta: Pjekje 8 minuta: 1 orë 15 minuta Përdorimi: 4 porcione

BRINJËT E DERRIT TË STILIT TË VENDIT JANË MISHI,TË LIRA DHE NËSE TRAJTOHEN NË MËNYRËN E DUHUR, SI GATIMI I NGADALTË DHE ZIERJA NË SHUMË SALCË BARBECUE, ATO ZBUTEN DERI NË SHKRIRJE.

2 kilogramë brinjë derri të stilit të vendit pa kocka
¼ lugë çaji piper i zi
1 lugë gjelle vaj kokosi të rafinuar
½ filxhan lëng portokalli të freskët
1½ filxhan salcë BBQ (shih<u>recetë</u>)
3 gota lakër jeshile të copëtuar dhe/ose lakër të kuqe
1 filxhan karotë të grirë
2 gota ananas të grirë hollë
⅓ filxhan vinegrette agrume të ndritshme (shih<u>recetë</u>)
Salcë BBQ (shih<u>recetë</u>) (opsionale)

1. Ngrohni furrën në 350° F. Spërkateni mishin e derrit me piper. Ngrohni vajin e kokosit në një tigan shumë të madh mbi nxehtësinë mesatare. Shtoni brinjët e derrit; gatuaj 8 deri në 10 minuta ose derisa të marrë ngjyrë kafe të artë, duke u skuqur në mënyrë të barabartë. Rregulloni brinjët në një enë pjekjeje drejtkëndëshe prej 3 litrash.

2. Për salcën, shtoni lëngun e portokallit në tigan, duke e trazuar për të grirë grimcat e skuqura. Shtoni 1½ filxhan salcë BBQ. Hidhni salcën mbi brinjë. Ktheni brinjët që të lyhen me salcë (nëse është e nevojshme, përdorni një

furçë pastiçerie për të lyer salcën mbi brinjë). E mbulojmë mirë enën e pjekjes me letër alumini.

3. Piqni brinjët për 1 orë. Hiqni letrën dhe lyeni brinjët me salcën nga ena e pjekjes. Piqni edhe për 15 minuta të tjera ose derisa brinjët të jenë të buta dhe të marrin ngjyrë kafe të artë dhe salca të jetë trashur pak.

4. Ndërkohë, për sallatën me ananasin, hidhni së bashku lakrën, karotat, ananasin dhe vinegrette agrume të ndezura. Mbulojeni dhe vendoseni në frigorifer deri në kohën e servirjes.

5. Shërbejini brinjët me sallatë dhe sipas dëshirës salcë BBQ shtesë.

# ZIERJE PIKANTE DERRI

DETYRE SHTEPIE:20 minuta Koha e gatimit: 40 minuta Përdorimi: 6 porcione

KJO ZIERJE SHËRBEHET NË MËNYRËN HUNGAREZEMBI NJË SHTRAT ME LAKËR TË FRESKËT, MEZI TË THARË PËR NJË PJATË. THËRRMONI FARAT E QIMNONIT NË NJË SHTYPËS DHE LLAÇ NËSE KENI NJË DORË. NËSE JO, SHTYPINI ATO ME ANËN E GJERË TË THIKËS SË KUZHINIERIT DUKE E SHTYPUR BUTËSISHT THIKËN ME GRUSHT.

## GULASH

1½ kilogram mish derri të bluar

2 gota speca të kuq, portokalli dhe/ose të verdhë të copëtuar

¾ filxhan qepë të kuqe të grirë hollë

1 djegës i vogël djegës i kuq i freskët, me fara dhe i grirë imët (shih paragjykim)

4 lugë çaji erëz të tymosur (shih recetë)

1 lugë çaji fara qimnon të grimcuar

¼ lugë çaji borzilok ose rigon të bluar

1 mund të shtohen 1 domate të pakripura dhe të prera në kubikë, të pakulluara

2 lugë gjelle uthull vere të kuqe

1 lugë gjelle lëvozhgë limoni të grirë imët

⅓ filxhan majdanoz i freskët i copëtuar

## LAKRA

2 lugë gjelle vaj ulliri

1 qepë mesatare, e prerë në feta

1 lakër jeshile ose vjollcë, me bërthama dhe të prera hollë

1. Për zierjen, ziejini mishin e derrit të bluar, piperin dhe qepën në një tigan të madh mbi nxehtësinë mesatare në të lartë për 8 deri në 10 minuta, ose derisa mishi i derrit të mos jetë më rozë dhe perimet të jenë të buta dhe krokante, duke i trazuar me lugë druri. thyej mishin.

Kullojeni yndyrën. Ulni nxehtësinë në minimum; shtoni djegës të kuq, erëzën e tymosur, farat e qimnonit dhe borzilok. Mbulojeni dhe gatuajeni për 10 minuta. Shtoni domatet e pakulluara dhe uthullën. Lëreni të vlojë; zvogëloni nxehtësinë. Mbulojeni dhe ziejini në zjarr të ulët për 20 minuta.

2. Ndërkohë, për lakrën, në një tigan shumë të madh, ngrohni vajin në zjarr mesatar. Shtoni qepën dhe gatuajeni derisa të zbutet, rreth 2 minuta. Shtoni lakër; përziejmë që të bashkohen. Ulni nxehtësinë në të ulët. gatuajeni për rreth 8 minuta ose derisa lakra të jetë e butë, duke e përzier herë pas here.

3. Për ta shërbyer, hidhni me lugë pak nga përzierja e lakrës në një pjatë. Hidhni sipër zierjen dhe spërkatni me lëkurën e limonit dhe majdanozin.

# QOFTE ME SALSIÇE ITALIANE MARINARA ME KOPËR TË PRERË NË FETA DHE QEPË TË SKUQURA

DETYRE SHTEPIE:Piqeni për 30 minuta: Gatuani për 30 minuta: 40 minuta Përdorimi: 4 deri në 6 vakte

KJO RECETË ËSHTË NJË SHEMBULL I RRALLËPRODUKT I KONSERVUAR QË FUNKSIONON PO AQ MIRË, NËSE JO MË MIRË, SESA VERSIONI I FRESKËT. NËSE NUK KENI DOMATE QË JANË SHUMË, SHUMË TË PJEKURA, NUK DO TË MERRNI NJË KONSISTENCË TË MIRË TË SALCËS ME DOMATE TË FRESKËTA SA ME DOMATET E KONSERVUARA. VETËM SIGUROHUNI QË TË PËRDORNI NJË PRODUKT PA KRIPË TË SHTUAR DHE, AKOMA MË MIRË, ORGANIK.

## TOPA MISHI

- 2 vezë të mëdha
- ½ filxhan miell bajame
- 8 thelpinj hudhre te grira
- 6 lugë verë të bardhë të thatë
- 1 lugë gjelle paprika
- 2 lugë çaji piper të zi
- 1 lugë çaji fara kopër, të shtypura pak
- 1 lugë çaji rigon i tharë, i grimcuar
- 1 lugë çaji trumzë e thatë, e bluar
- ¼ deri në ½ lugë çaji piper kajen
- 1½ kilogram mish derri të bluar

## MARINARA

- 2 lugë gjelle vaj ulliri
- 2 kanaçe 15 ons me domate të grimcuara pa kripë ose një kanaçe 28 ons me domate të grimcuara pa kripë

½ filxhan borzilok i freskët i copëtuar

3 llamba me kopër të mesme, të përgjysmuara, me bërthama dhe të prera hollë

Pritini 1 qepë të madhe të ëmbël në gjysmë dhe priteni në feta të holla

1. Ngrohni furrën në 375° F. Shtroni një fletë pjekjeje të madhe të rrethuar me letër furre; Le menjane. Në një tas të madh, përzieni vezët, miellin e bajameve, 6 thelpinj hudhra të grira, 3 lugë verë, specin e kuq, 1 ½ lugë çaji piper të zi, farat e koprës, rigonin, trumzën dhe piperin e kuq. Shtoni mishin e derrit; përzieni mirë. Formoni përzierjen e derrit në qofte 1½ inç (duhet të keni rreth 24 qofte); vendoseni në një shtresë në fletën e përgatitur për pjekje. Piqeni për rreth 30 minuta ose derisa të marrë një ngjyrë të artë lehtë, duke u kthyer një herë gjatë pjekjes.

2. Ndërkohë, për salcën marinara, ngrohni 1 lugë gjelle vaj ulliri në një furrë holandeze 4 deri në 6 litra. Shtoni 2 thelpinj hudhër të copëtuar të mbetur; gatuajeni për rreth 1 minutë ose derisa sapo të fillojë të marrë ngjyrë kafe. Shtoni shpejt 3 lugët e mbetura të verës, domatet e pure dhe borzilokun. Lëreni të vlojë; zvogëloni nxehtësinë. Ziej pa mbuluar për 5 minuta. Me kujdes vendosim qoftet e gatuara në salcën marinara. Mbulojeni dhe gatuajeni në zjarr të ulët për 25 deri në 30 minuta.

3. Ndërkohë, në një tigan të madh, ngrohni 1 lugë gjelle vaj ulliri të mbetur në zjarr mesatar-të lartë. Shtoni kopër dhe qepë të prera në feta. Gatuani për 8 deri në 10 minuta ose derisa të zbuten dhe të skuqen lehtë, duke e përzier shpesh. Sezoni me pjesën e mbetur të ½ lugë çaji piper të zi. Shërbejmë qofte dhe salcë marinara mbi kopër të skuqur dhe qepë.

# VARKA ME KUNGULL I NJOMË TË MBUSHURA ME MISH DERRI ME BORZILOK DHE ARRA PISHE

DETYRE SHTEPIE:Gatim 20 minuta: Pjekje 22 minuta: 20 minuta Përdorimi: 4 porcione

FËMIJËVE DO TA PËLQEJNË KËTË PJATË ARGËTUESEKUNGULL I NJOMË I ZBRAZUR I MBUSHUR ME MISH DERRI TË BLUAR, DOMATE DHE PIPER TË ËMBËL. NËSE DËSHIRONI, SHTONI 3 LUGË PESTO BORZILOKU (SHIH<u>RECETË</u>) NË VEND TË BORZILOKUT TË FRESKËT, MAJDANOZIT DHE ARRAVE TË PISHËS.

- 2 kunguj të njomë të mesëm
- 1 lugë gjelle vaj ulliri ekstra të virgjër
- 12 ons mish derri të bluar
- ¾ filxhan qepë të copëtuar
- 2 thelpinj hudhre te grira
- 1 filxhan domate të grira
- ⅔ filxhan piper zile të verdhë ose portokalli të grirë imët
- 1 lugë çaji fara kopër, të shtypura pak
- ½ lugë çaji piper i kuq i bluar
- ¼ filxhan borzilok të freskët të copëtuar
- 3 lugë majdanoz të freskët të prerë në rripa
- 2 lugë gjelle arra pishe të skuqura (shih<u>paragjykim</u>) dhe të grira trashë
- 1 lugë çaji lëvore limoni të grirë imët

1. Ngrohni furrën në 350° F. Pritini kungull i njomë përgjysmë për së gjati dhe grijini me kujdes qendrën, duke lënë një lëkurë ¼ inç të trashë. Pritini tulin e kungujve në copa të mëdha dhe ruajeni. Vendosni gjysmat e kungujve të njomë, me anën e prerë lart, në një fletë pjekjeje të veshur me fletë metalike.

2. Për mbushjen, në një tigan të madh, ngrohni vajin e ullirit në zjarr mesatar. Shtoni mish derri të bluar; gatuajeni derisa të mos jetë më rozë, duke e trazuar me një lugë druri për të copëtuar mishin. Kullojeni yndyrën. Ulni nxehtësinë në mesatare. Shtoni tulin e rezervuar të kungujve, qepën dhe hudhrën; gatuajini dhe përziejini për rreth 8 minuta ose derisa qepa të zbutet. Shtoni domatet, specin zile, farat e koprës dhe piperin e kuq të bluar. Gatuani për rreth 10 minuta ose derisa domatet të jenë të buta dhe të fillojnë të copëtohen. E heqim tiganin nga zjarri. Shtoni borzilokun, majdanozin, arrat e pishës dhe lëkurën e limonit. Ndani mbushjen midis lëvozhgave të kungujve, bëni një kodër të vogël. Piqni për 20 deri në 25 minuta ose derisa lëkurat e kungujve të jenë krokante.

# TAS ME PETË ME PINEAPPLE DERRI CURRY ME QUMËSHT KOKOSI DHE BARISHTE

DETYRE SHTEPIE:Gatim 30 minuta: Pjekje 15 minuta: 40 minuta Përdorimi: 4 porcioneFOTOGRAFIA

1 kungull i madh spageti
2 lugë gjelle vaj kokosi të rafinuar
1 kile mish derri te bluar
2 lugë gjelle qiqra të grira hollë
2 lugë gjelle lëng limoni të freskët
1 lugë gjelle xhenxhefil të freskët të bluar
6 thelpinj hudhre te grira
1 lugë gjelle limoni të bluar
1 lugë gjelle kerri të kuq të stilit tajlandez pa kripë të shtuar
1 filxhan piper të kuq të grirë
1 filxhan qepë të grirë
½ filxhan karota të skuqura
1 baby bok choy, i prerë në feta (3 filxhanë)
1 filxhan kërpudha të freskëta të prera në feta
1 ose 2 speca djegës zogjsh tajlandez, të prera hollë (shihparagjykim)
1 kanaçe 13,5 ons me qumësht të rregullt kokosi (siç është Nature's Way)
½ filxhan lëng mishi kockash pule (shihrecetë) ose supë pule pa kripë të shtuar
¼ filxhan lëng të freskët ananasi
3 lugë gjalpë shqeme pa kripë pa vaj të shtuar
1 filxhan ananas të freskët të prerë në kubikë
Feta limoni
Koriandër i freskët, nenexhik dhe/ose borzilok tajlandez
Shqeme të pjekura të copëtuara

1. Ngrohni furrën në 400°F. Gatuani spagetin në mikrovalë në temperaturë të lartë për 3 minuta. Pritini me kujdes kungujt përgjysmë për së gjati dhe hiqni farat. Fërkoni 1 lugë gjelle vaj kokosi mbi anët e prera të kungujve. Vendosni gjysmat e kungujve me anën e prerë poshtë në një fletë pjekjeje. Piqni për 40 deri në 50 minuta ose derisa kungulli të shpohet lehtësisht me thikë. Grini mishin nga lëkurat me thuprat e një piruni dhe mbajeni të ngrohtë derisa ta shërbeni.

2. Ndërkohë, në një tas mesatar, bashkoni mishin e derrit, qepën, lëngun e limonit, xhenxhefilin, hudhrën, limonin dhe pluhurin e kerit; përzieni mirë. Në një tigan shumë të madh, ngrohni 1 lugë gjelle të mbetur me vaj kokosi mbi nxehtësinë mesatare-të lartë. Shtoni përzierjen e derrit; gatuajeni derisa të mos jetë më rozë, duke e trazuar me një lugë druri për të copëtuar mishin. Shtoni piper, qepë dhe karotë; gatuajini dhe përziejini për rreth 3 minuta ose derisa perimet të bëhen krokante-zbutur. Shtoni bok choy, kërpudhat, specat djegës, qumështin e kokosit, lëngun e kockave të pulës, lëngun e ananasit dhe gjalpin e shqemeve. Lëreni të vlojë; zvogëloni nxehtësinë. Shtoni ananasin; ziej pa mbuluar derisa të nxehet.

3. Për ta servirur, ndajeni kungullin me spageti në katër tasa për servirje. Shërbejeni mishin e derrit karri mbi kungull. Shërbejeni me copa limoni, barishte dhe shqeme.

# EMPANADAT PIKANTE TË MISHIT TË DERRIT TË PJEKUR NË SKARË ME SALLATË PIKANTE ME KASTRAVEC

DETYRE SHTEPIE:E pjekur në skarë 30 minuta: 10 minuta pushim: 10 minuta Përdorimi: 4 racione

SALLATË KROKANTE ME KASTRAVECI AROMATIZUAR ME NENEXHIK TË FRESKËT, ËSHTË NJË MAJË FRESKUESE DHE FRESKUESE PËR HAMBURGERËT PIKANTË TË DERRIT.

⅓ filxhan vaj ulliri

¼ filxhan nenexhik të freskët të grirë

3 lugë gjelle uthull vere të bardhë

8 thelpinj hudhre te grira

¼ lugë çaji piper i zi

2 kastraveca mesatare, të prera në feta shumë të holla

1 qepë e vogël, e prerë hollë (rreth ½ filxhan)

1¼ deri në 1½ paund mish derri të bluar

¼ filxhan cilantro e freskët e copëtuar

1 deri në 2 speca të freskët jalapeno ose serrano të madhësisë mesatare, me fara (opsionale) dhe të grira hollë (shihparagjykim)

2 speca të kuq mesatarë të prerë dhe të grirë në katër pjesë

2 lugë çaji vaj ulliri

1. Në një tas të madh, përzieni ⅓ filxhan vaj ulliri, nenexhik, uthull, 2 thelpinj hudhër të grirë dhe piper të zi. Shtoni kastravecat dhe qepët e prera në feta. I trazojmë derisa të lyhen mirë. Mbulojeni dhe ftoheni derisa të jeni gati për t'u shërbyer, duke e përzier një ose dy herë.

2. Në një tas të madh, kombinoni mishin e derrit, cilantro, djegësin dhe 6 thelpinj hudhër të grirë të mbetur. Formoni

në katër peta ¾ inç të trasha. Lyejmë lehtë të katërtat e specit me 2 lugë çaji vaj ulliri.

3. Për një skarë me qymyr ose gaz, vendosni petat dhe specat e prerë direkt mbi nxehtësinë mesatare. Mbulojeni dhe piqeni në skarë derisa një termometër i leximit të menjëhershëm i futur në anët e brumit të derrit të regjistrojë 160°F dhe të katërtat e specave të jenë të buta dhe të djegura lehtë, duke i kthyer petat dhe të katërtat e piperit në gjysmë të rrugës së gatimit. Lërini 10 deri në 12 minuta për petat dhe 8 deri në 10 minuta për specat e prerë në katër pjesë.

4. Kur të jenë gati të katërtat e specit, i mbështjellim me një letër alumini që të mbulohen plotësisht. Lëreni të qëndrojë për rreth 10 minuta ose derisa të ftohet mjaftueshëm për ta trajtuar. Hiqni me kujdes lëkurën nga specat me një thikë të mprehtë. Pritini imët çerekt e piperit për së gjati.

5. Për ta shërbyer, hidhni së bashku sallatën me kastravec dhe shpërndajeni në mënyrë të barabartë në katër pjata të mëdha për servirje. Shtoni një petë derri në çdo pjatë. Rendisim fetat e piperit të kuq në mënyrë të barabartë mbi petat.

# PICA ME KUNGULL I NJOMË ME PESTO DOMATE TË THARA NË DIELL, PIPER TË ËMBËL DHE SALLAM ITALIAN

DETYRE SHTEPIE:Gatim 30 minuta: Pjekje 15 minuta: 30 minuta Përdorimi: 4 porcione

## KJO ËSHTË NJË PICË ME THIKË DHE PIRUN.SIGUROHUNI QË TË SHTYPNI BUTËSISHT SALLAMIN DHE PIPERIN NË KOREN E LYER ME PESTO NË MËNYRË QË MBUSHJA TË NGJITET AQ SA DUHET PËR TË PRERË NË FETA PICËN NË MËNYRË PERFEKTE.

2 lugë gjelle vaj ulliri

1 lugë bajame të grira hollë

1 vezë e madhe, e rrahur lehtë

½ filxhan miell bajame

1 lugë gjelle rigon i freskët i prerë në rripa

¼ lugë çaji piper i zi

3 thelpinj hudhre te grira

3½ filxhanë kunguj të njomë të grirë (2 të mesme)

Sallam italian (shih<u>recetë</u>, nën, më poshtë)

1 lugë gjelle vaj ulliri ekstra të virgjër

1 spec i ëmbël (i verdhë, i kuq ose gjysma e secilit), i prerë dhe i prerë në rripa shumë të hollë

1 qepë e vogël e grirë hollë

Pesto domate të thata (shih<u>recetë</u>, nën, më poshtë)

1. Ngrohni furrën në 425° F. Lyejeni një tavë picash 12 inç me 2 lugë vaj ulliri. Spërkateni me bajame të bluara; Le menjane.

2. Për bazën, përzieni në një tas të madh vezën, miellin e bajameve, rigonin, piperin e zi dhe hudhrën. Vendosni

kungulleshkat e grira në një peshqir të pastër ose një copë napë. mbështilleni mirë

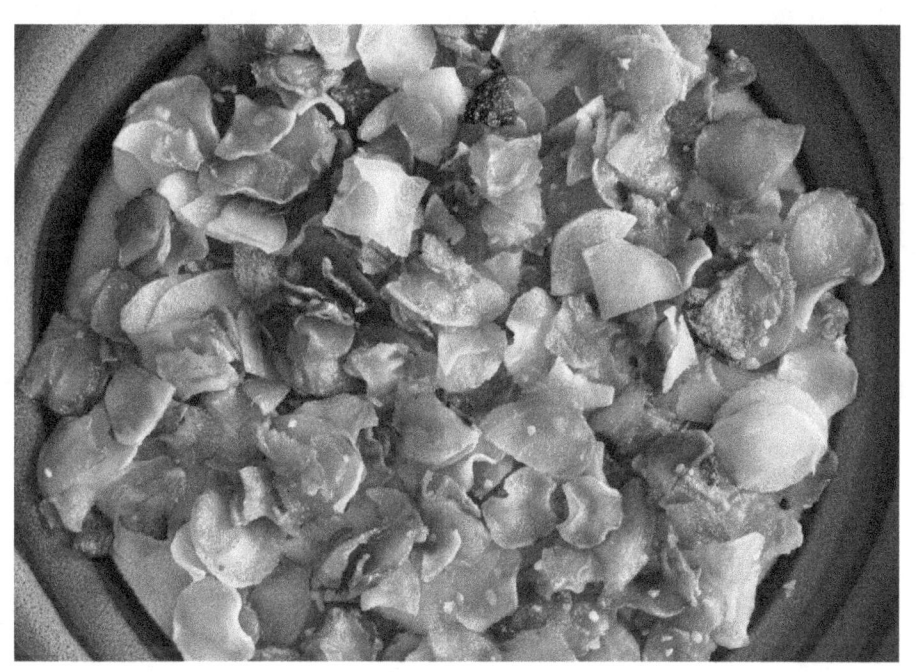

# KËMBËT E QENGJIT TË TYMOSUR ME LIMON DHE KORIANDËR ME SHPARG TË PJEKUR NË SKARË

ZHYTJE: 30 minuta përgatitje: 20 minuta pjekje në skarë: 45 minuta pushim: 10 minuta Përdorimi: 6 deri në 8 porcione

E THJESHTË POR ELEGANTE, KJO PJATË E KA ATËDY PËRBËRËS QË MARRIN JETË NË PRANVERË: QENGJI DHE SHPARGU. PJEKJA E FARAVE TË KORIANDRIT JEP NJË AROMË TË NGROHTË, TOKËSORE, PAK TË THARTË.

1 filxhan patate të skuqura hickory

2 lugë fara koriandër

2 lugë gjelle lëvozhgë limoni të grirë imët

1½ lugë çaji piper i zi

2 lugë trumzë të freskët, të prerë në rripa

1 këmbë qengji pa kocka 2 deri në 3 paund

2 tufa asparagus të freskët

1 lugë gjelle vaj ulliri

¼ lugë çaji piper i zi

1 limon i prerë në katërsh

1. Të paktën 30 minuta para se të pini duhan, njomni thekonet e hikorit në një tas në ujë të mjaftueshëm sa t'i mbulojë; Le menjane. Ndërkohë, në një tigan të vogël, skuqni farat e korianderit në nxehtësi mesatare për rreth 2 minuta ose derisa të jenë aromatike dhe krokante, duke i përzier shpesh. Hiqni farat nga tigani; lëreni të ftohet. Kur farat të jenë ftohur, grijini ato në një llaç dhe shtypni (ose vendosni farat në një dërrasë prerëse dhe shtypini me pjesën e pasme të një luge druri). Në një tas të vogël,

kombinoni farat e grimcuara të koriandrit, lëkurën e limonit, 1½ lugë çaji me aromë dhe trumzë; Le menjane.

2. Hiqni rrjetën nga pjekja e qengjit, nëse ka. Në sipërfaqen e punës hapni pjekjen me anën e yndyrës poshtë. Spërkateni gjysmën e përzierjes së erëzave mbi mish; fshij me gishta. Rrotulloni pjekjen dhe lidheni me katër deri në gjashtë pjesë spango kuzhine 100% pambuk. Spërkateni përzierjen e mbetur të erëzave mbi pjesën e jashtme të pjekjes, duke e shtypur lehtë që të ngjitet.

3. Për një skarë me qymyr, vendosni qymyr mbi nxehtësinë mesatare rreth një ene për të mbledhur lëngje. Provojeni në zjarr mesatar në një tigan. Spërkatni copat e drurit të kulluar mbi qymyr. Vendoseni qengjin e pjekur në skarë në një tepsi. Mbulojeni dhe tymosni për 40 deri në 50 minuta në mesatare (145°F). (Për skarë me gaz, ngrohni paraprakisht skarën. Zvogëloni nxehtësinë në mesatare. Vendoseni për gatim indirekt. E pini duhan si më sipër, përveçse shtoni copëza druri të kulluar sipas udhëzimeve të prodhuesit.) Mbulojeni pjekjen lirshëm me fletë metalike. Lëreni të qëndrojë për 10 minuta para prerjes.

4. Gjatë kësaj kohe, prijini skajet drunore të shpargut. Në një tas të madh, hidhni shpargujt me vaj ulliri dhe ¼ lugë çaji piper. Vendosni shpargujt rreth skajeve të jashtme të skarës, direkt mbi thëngjij dhe pingul me grilën. Mbulojeni dhe piqeni në skarë për 5 deri në 6 minuta derisa të bëhen krokante. Shtrydhni fetat e limonit mbi asparagus.

5. Kur piqni mishin e qengjit, hiqni fillin dhe priteni mishin në feta të holla. Shërbejeni mishin me shparg të pjekur.

# ENË E NXEHTË E QENGJIT

DETYRE SHTEPIE:30 minuta Koha e gatimit: 2 orë 40 minuta Përdorimi: 4 porcione

NGROHENI ME KËTË ZIERJE TË SHIJSHMENË NJË NATË VJESHTE OSE DIMRI. ZIERJA SHËRBEHET MBI NJË PURE PREJ KADIFEJE ME RRËNJË SELINO DHE MAJDANOZ TË KALITUR ME MUSTARDË DIJON, KREM SHQEME DHE QIQRA. SHËNIM: RRËNJA E SELINOS NGANJËHERË QUHET SELINO.

- 10 kokrra piper te zi
- 6 gjethe sherebele
- 3 speca të plota
- 2 shirita lëvozhgë portokalli 2 inç
- 2 kilogramë shpatull qengji pa kocka
- 3 lugë vaj ulliri
- 2 qepë mesatare, të grira trashë
- 1 14,5 ons mund të shtohen domate të pakripura dhe të prera në kubikë, të pakulluara
- 1½ filxhan lëng mishi me kocka viçi (shih<u>recetë</u>) ose supë viçi pa kripë të shtuar
- ¾ filxhan verë të bardhë të thatë
- 3 thelpinj të mëdhenj hudhër, të grira dhe të qëruara
- 2 kilogramë rrënjë selino, të qëruara dhe të prera në kube 1 inç
- 6 majdanoz të mesëm, të qëruar dhe të prerë në copa 1 inç (rreth 2 paund)
- 2 lugë gjelle vaj ulliri
- 2 lugë gjelle krem shqeme (shih<u>recetë</u>)
- 1 lugë gjelle mustardë dijon (shih<u>recetë</u>)
- ¼ filxhan qiqra të grira

1. Për garniturën e buqetës, prisni një napë 7 inç katrore. Në mes të napës rregulloni kokrrat e piperit, sherebelës, specin dhe lëvozhgën e portokallit. Ngrini qoshet e napës dhe lidheni fort me fije kuzhine të pastër 100% pambuk. Le menjane.

2. Prisni dhjamin nga shpatulla e qengjit; Pritini qengjin në copa 1 inç. Ngrohni 3 lugë vaj ulliri në furrë mbi nxehtësinë mesatare. Skuqini qengjin, në pjesë nëse është e nevojshme, në vaj të nxehtë deri në kafe të artë; Hiqeni nga ena dhe mbajeni të ngrohtë. Shtoni qepën në tigan; gatuajeni për 5 deri në 8 minuta ose derisa të zbuten dhe të skuqen lehtë. Shtoni buqetë garni, domate të pakulluara, 1¼ filxhan lëng mishi me kocka viçi, verë dhe hudhër. Lëreni të vlojë; zvogëloni nxehtësinë. Mbulojeni dhe ziejini në zjarr të ulët për 2 orë, duke e përzier herë pas here. Hiqni dhe hidhni garninë e buqetës.

3. Ndërkohë për purenë vendosim në një tenxhere të madhe rrënjën e selinos dhe majdanozin; mbulojeni me ujë. Lëreni të vlojë mbi nxehtësinë mesatare-të lartë; zvogëloni nxehtësinë në minimum. Mbulojeni dhe ziejini për 30 deri në 40 minuta ose derisa perimet të zbuten kur shpohen me pirun. Për kullimin; vendosni perimet në një përpunues ushqimi. Shtoni ¼ filxhan lëngun e mbetur të kockave të viçit dhe 2 lugë gjelle vaj; Pulsoni derisa pureja të jetë pothuajse e lëmuar, por të ketë ende një strukturë, duke ndaluar një ose dy herë për të kruar anash. Transferoni purenë në një tas. Shtoni krem shqeme, mustardë dhe qepë.

4. Për ta servirur, ndajeni purenë në katër tasa; sipër me Lamb Hot Pot.

# ZIERJE QENGJI ME PETË ME RRËNJË SELINO

DETYRE SHTEPIE:Piqeni për 30 minuta: 1 orë e 30 minuta Përdorimi: 6 porcione

RRËNJA E SELINOS MERR NJË PAMJE KREJTËSISHT TJETËR.MË MIRË NË KËTË ZIERJE SESA NË NJË TENXHERE TË NXEHTË QENGJI (SHIH<u>RECETË</u>). NJË PRERËS MANDOLINE PËRDORET PËR TË BËRË SHIRITA SHUMË TË HOLLË TË RRËNJËS SË ËMBËL ME AROMË ARRE. "PETËT" ZIHEN NË ZIERJE DERISA TË ZBUTEN.

2 lugë çaji erëz limoni (shih<u>recetë</u>)
1½ kile zierje qengji, e prerë në kube 1 inç
2 lugë gjelle vaj ulliri
2 gota qepë të grirë
1 filxhan karota të grira
1 filxhan panxhar të prerë në kubikë
1 lugë gjelle hudhër të grirë (6 thelpinj)
2 lugë pastë domate pa kripë
½ filxhan verë të kuqe të thatë
4 gota lëng mishi me kocka viçi (shih<u>recetë</u>) ose supë viçi pa kripë të shtuar
1 gjethe dafine
2 gota kungull gjalpë 1 inç të prerë në kubikë
1 filxhan patëllxhan të prerë në kubikë
1 kile rrënjë selino, e qëruar
majdanoz i freskët i grirë

1. Ngrohni furrën në 250° F. Spërkatni erëzat e limonit në mënyrë të barabartë mbi mishin e qengjit. Hidheni butësisht në shtresë. Nxehni një furrë holandeze 6 deri në 8 litra mbi nxehtësinë mesatare-të lartë. Shtoni 1 lugë gjelle vaj ulliri dhe gjysmën e mishit të qengjit holandez të furrës të stazhionuar. Skuqini mishin nga të gjitha anët në

vaj të nxehtë; Transferoni mishin e skuqur në një pjatë dhe përsërisni me pjesën tjetër të qengjit dhe vajin e ullirit. Ulni nxehtësinë në mesatare.

2. Në tenxhere shtoni qepët, karotat dhe rrepat. Gatuani dhe përzieni perimet për 4 minuta; shtoni hudhrën dhe pastën e domates dhe gatuajeni edhe 1 minutë. Shtoni në tenxhere verën e kuqe, lëngun e kockave të viçit, gjethen e dafinës dhe mishin e mbetur dhe lëngjet e grumbulluara. Lëreni përzierjen të ziejë. Mbulojeni dhe vendoseni furrën në furrën e parangrohur. Piqeni për 1 orë. Shtoni kungullin dhe patëllxhanin. Kthejeni në furrë dhe piqni edhe për 30 minuta të tjera.

3. Ndërsa zierja është në furrë, me një mandolinë presim rrënjën e selinos në feta shumë të hollë. Pritini fetat e rrënjëve të selinos në shirita të gjerë ½ inç. (Duhet të keni rreth 4 filxhanë.) Përzieni shiritat e rrënjëve të selino në zierje. Ziejini për rreth 10 minuta ose derisa të zbuten. Hiqni dhe hidhni gjethen e dafinës përpara se ta shërbeni zierjen. Spërkateni çdo porcion me majdanoz të grirë.

# COPAT E QENGJIT ME SALCË PIKANTE SHEGE DHE HURMA

DETYRE SHTEPIE:Gatuani për 10 minuta: Ftoheni për 18 minuta: 10 minuta Përdorimi: 4 racione

TERMI "FRËNGJISHT" I REFEROHET BRINJËSTË CILIT I ËSHTË HEQUR DHJAMI, MISHI DHE INDI LIDHOR ME NJË THIKË TË MPREHTË KUZHINE. ËSHTË NJË PREZANTIM TËRHEQËS. KËRKOJINI KASAPIT TUAJ TA BËJË OSE MUND TA BËNI VETË.

## CHUTNEY
- ½ filxhan lëng shege pa sheqer
- 1 lugë gjelle lëng limoni të freskët
- 1 qepe, e qëruar dhe e prerë hollë në rrathë
- 1 lugë çaji lëvore portokalli të grira imët
- ⅓ filxhan hurma Medjool të copëtuara
- ¼ lugë çaji piper i kuq i bluar
- ¼ filxhan kofshë trëndafili*
- 1 lugë gjelle vaj ulliri
- 1 lugë gjelle majdanoz i freskët italian (i sheshtë) i grirë

## BËRXOLLA QENGJI
- 2 lugë gjelle vaj ulliri
- 8 brinjë qengji francez

1. Për salcën e nxehtë, bashkoni lëngun e shegës, lëngun e limonit dhe qepujt në një tenxhere të vogël. Lëreni të vlojë; zvogëloni nxehtësinë. Ziejini pa mbuluar për 2 minuta. Shtoni lëkurën e portokallit, hurmat dhe piperin e kuq të bluar. Lëreni të qëndrojë derisa të ftohet, rreth 10 minuta. Shtoni shegën, 1 lugë gjelle vaj ulliri dhe

majdanozin. Lëreni të qëndrojë në temperaturën e dhomës deri në kohën e servirjes.

2. Për bërxollat ngrohni 2 lugë vaj ulliri në një tigan të madh në zjarr mesatar. Duke punuar në tufa, shtoni bërxollat në tigan dhe gatuajeni për 6 deri në 8 minuta mbi nxehtësinë mesatare (145°F), duke i kthyer një herë. Hidhni salcën e nxehtë mbi bërxollat e sipërme.

*Shënim: Shega e freskët dhe farat e saj janë në dispozicion nga tetori deri në shkurt. Nëse nuk i gjeni, përdorni fara të thata të pa sheqerosura për t'i shtuar ajvarit kruçin.

# KOTELETA CHIMICHURRI ME IJË QENGJI ME LAKËR RADICHIO TË SKUQUR

DETYRE SHTEPIE:30 minuta Marinimi: 20 minuta Gatimi: 20 minuta Përdorimi: 4 porcione

NË ARGJENTINË, CHIMICHURRI ËSHTË ERËZA MË E NJOHUR.SË BASHKU ME BIFTEKIN E FAMSHËM TË PJEKUR NË SKARË TË STILIT GAUCHO TË VENDIT. KA SHUMË VARIACIONE, POR NJË SALCË E TRASHË BARISHTE ZAKONISHT BËHET ME MAJDANOZ, CILANTRO OSE RIGON, QEPE DHE/OSE HUDHËR, PIPER TË KUQ TË BLUAR, VAJ ULLIRI DHE UTHULL VERE TË KUQE. ËSHTË I SHKËLQYESHËM NË BIFTEK TË SKUQUR, POR PO AQ I SHKËLQYESHËM PËR MISHIN E QENGJIT, PULËS DHE DERRIT TË PJEKUR NË TIGAN OSE TË SKUQUR NË TIGAN.

8 bërxolla qengji 1 inç të trasha

½ filxhan salcë chimichurri (shih<u>recetë</u>)

2 lugë gjelle vaj ulliri

Prisni 1 kokë qepë të ëmbël në gjysmë dhe prisni në feta

1 lugë çaji fara qimnon të grimcuar*

1 thelpi hudhër të grirë

1 kokë radikio, hiqni bërthamën dhe priteni në shirita të hollë

1 lugë gjelle uthull balsamike

1. Vendosni bërxollat e qengjit në një tas shumë të madh. Hidhni mbi 2 lugë salcë chimichurri. Përdorni gishtat për të fërkuar salcën në të gjithë sipërfaqen e çdo koteleje. Lërini bërxollat të marinohen në temperaturën e dhomës për 20 minuta.

2. Ndërkohë, për sallatën e zier me radicchio, ngrohni 1 lugë gjelle vaj ulliri në një tigan të madh. Shtoni qepën, farat e qimnonit dhe hudhrën; gatuajeni 6 deri në 7 minuta ose derisa qepa të zbutet, duke e përzier shpesh. Shto lidhje; gatuaj 1 deri në 2 minuta ose derisa radicchio të thahet pak. Transferoni sallatën në një tas të madh. Shtoni uthullën balsamike dhe përzieni mirë që të bashkohen. Mbulojeni dhe mbajeni të ngrohtë.

3. Pastroni tiganin. Shtoni 1 lugë gjelle vaj ulliri të mbetur në tigan dhe ngroheni në zjarr mesatar. Shtoni bërxollat e qengjit; zvogëloni nxehtësinë në mesatare. Gatuani 9 deri në 11 minuta ose derisa të jetë gati, duke i kthyer bërxollat herë pas here me darë.

4. Shërbejini kotoletat me sallatën dhe salcën e mbetur chimichurri.

*Shënim: Për të shtypur farat e qimnonit, përdorni një llaç dhe shtypës ose vendosni farat në një dërrasë prerëse dhe shtypini ato me një thikë kuzhinieri.

# BËRXOLLAT E QENGJIT TË PËRHAPURA ME AÇUGE DHE SHEREBELË ME KARROTA DHE REMOULADE PATATESH TË ËMBLA

DETYRE SHTEPIE:Ftohtë 12 minuta: 1 deri në 2 orë Grill: 6 minuta Përdorimi: 4 racione

EKZISTOJNË TRE LLOJE TË BËRXOLLAVE TË QENGJIT.BËRXOLLAT E TRASHA DHE MISHI DUKEN SI BRINJË TË VOGLA. BËRXOLLAT ME BRINJË, SIÇ QUHEN KËTU, BËHEN DUKE PRERË MIDIS KOCKAVE TË RAFTIT TË QENGJIT. ATA JANË SHUMË TË BUTË DHE KANË NJË KOCKË TË GJATË TËRHEQËSE ANASH. ATO SHPESH SHËRBEHEN TË PJEKURA NË SKARË OSE TË PJEKUR NË SKARË. BIFTEKËT ME SHPATULLA EKONOMIKE JANË PAK MË TË YNDYRSHME DHE MË PAK TË BUTA SE DY LLOJET E TJERA. ËSHTË MIRË T'I SKUQNI DHE MË PAS T'I ZIENI NË VERË, SUPË DHE DOMATE OSE NË NJË KOMBINIM TË TYRE.

- 3 karota të mesme, të grira në rende trashë
- 2 patate të ëmbla të vogla, julienne* ose të grira trashë
- ½ filxhan Paleo Mayo (shih<u>recetë</u>)
- 2 lugë gjelle lëng limoni të freskët
- 2 lugë çaji mustardë dijon (shih<u>recetë</u>)
- 2 lugë majdanoz të freskët të grirë
- ½ lugë çaji piper i zi
- 8 brinjë qengji, të prera ½ deri në ¾ inç të trashë
- 2 lugë gjelle sherebelë të freskët të copëtuar ose 2 lugë çaji sherebelë të thatë të grimcuar
- 2 lugë çaji djegës ancho të bluar
- ½ lugë çaji pluhur hudhër

1. Për remouladin, kombinoni karotat dhe patatet e ëmbla në një tas mesatar. Në një tas të vogël, kombinoni Paleo Mayo, lëngun e limonit, mustardën Dijon, majdanozin dhe piperin e zi. Hidhni sipër karotat dhe patatet e ëmbla; për të hedhur në pallto. Mbulojeni dhe ftoheni për 1 deri në 2 orë.

2. Ndërkohë në një tas të vogël bashkojmë sherebelën, ancho specin dhe hudhrën pluhur. Fërkoni përzierjen e erëzave mbi copat e qengjit.

3. Për një skarë me qymyr ose gaz, vendosni bërxollat e qengjit në një skarë të drejtpërdrejtë mbi nxehtësinë mesatare. Mbulojeni dhe piqeni në skarë për 6 deri në 8 minuta për të rralla mesatare (145°F) ose 10 deri në 12 minuta për të rralla mesatare (150°F), duke e kthyer një herë në gjysmë të rrugës së gatimit.

4. Shërbejini bërxollat e qengjit me remoulad.

*Shënim: Përdorni një mandolinë me një shtojcë julienne për të prerë patatet e ëmbla.

# BURGERA ME MISH QENGJI TË MBUSHURA ME PIPER TË KUQ

DETYRE SHTEPIE:20 minuta pushim: 15 minuta skarë: 27 minuta Përdorimi: 4 porcione

COULIS NUK ËSHTË GJË TJETËR VEÇSE NJË SALCË E THJESHTË DHE E BUTË.BËRË NGA FRUTA OSE PERIME TË PURE. SALCA E NDRITSHME DHE E BUKUR E SPECIT TË KUQ PËR KËTO HAMBURGERA TË QENGJIT MERR NJË DOZË TË DYFISHTË TYMI: NGA SKARË DHE NGA COPA PAPRIKA TË TYMOSUR.

## PIPER I KUQ COULIS

1 piper i madh i kuq

1 lugë gjelle uthull verë të bardhë të thatë ose verë të bardhë

1 lugë çaji vaj ulliri

½ lugë çaji paprika të tymosur

## HAMBURGERË

¼ filxhan domate të pasulfizuara të thara në diell, të prera në rripa

¼ filxhan kungull i njomë i grirë

1 lugë gjelle borzilok të freskët të grirë

2 lugë çaji vaj ulliri

½ lugë çaji piper i zi

1½ kile mish qengji i bluar

1 e bardhe veze e rrahur lehte

1 lugë gjelle me erëza mesdhetare (shih<u>recetë</u>)

1. Për coulis me spec të kuq, vendoseni specin e kuq në skarë direkt mbi nxehtësinë mesatare. Mbulojeni dhe piqini në skarë për 15 deri në 20 minuta ose derisa të karbonizohen dhe të zbuten, duke i kthyer specat çdo 5 minuta për t'u djegur nga secila anë. Hiqeni nga grila dhe vendoseni menjëherë në një qese letre ose petë për të mbyllur

plotësisht specin. Lëreni të qëndrojë 15 minuta ose derisa të ftohet mjaftueshëm për ta trajtuar. Hiqni me kujdes lëkurën me një thikë të mprehtë dhe hidheni. Pritini specin në katër pjesë për së gjati dhe hiqni kërcellin, farat dhe membranat. Përzieni specat e pjekur, verën, vajin e ullirit dhe paprikën e tymosur në një përpunues ushqimi. Mbulojeni dhe përpunoni ose përzieni derisa të jetë e qetë.

2. Ndërkohë për mbushjen vendosim në një enë të vogël domatet e thara dhe i mbulojmë me ujë të valuar. Lëreni të qëndrojë për 5 minuta; për kullim. Thajmë domatet dhe kungulleshkat e grira me peshqir letre. Në një tas të vogël, përzieni domatet, kungull i njomë, borzilokun, vajin e ullirit dhe ¼ lugë çaji piper të zi; Le menjane.

3. Në një tas të madh, përzieni mishin e grirë të qengjit, të bardhën e vezës, pjesën e mbetur të ¼ lugë çaji piper të zi dhe erëzat mesdhetare; përzieni mirë. Ndani përzierjen e mishit në tetë pjesë të barabarta dhe formoni secilën në një petë ¼ inç të trashë. Hidheni mbushjen në katër petka; sipër me petat e mbetura, ngjitni skajet për të mbyllur mbushjen.

4. Vendosni petat në skarë direkt mbi nxehtësinë mesatare. Mbulojeni dhe piqeni në skarë për 12 deri në 14 minuta ose derisa të mbaroni (160°F), duke e kthyer një herë në gjysmë të gatimit.

5. Për t'i shërbyer, spërkatni hamburgerët me piper të kuq.

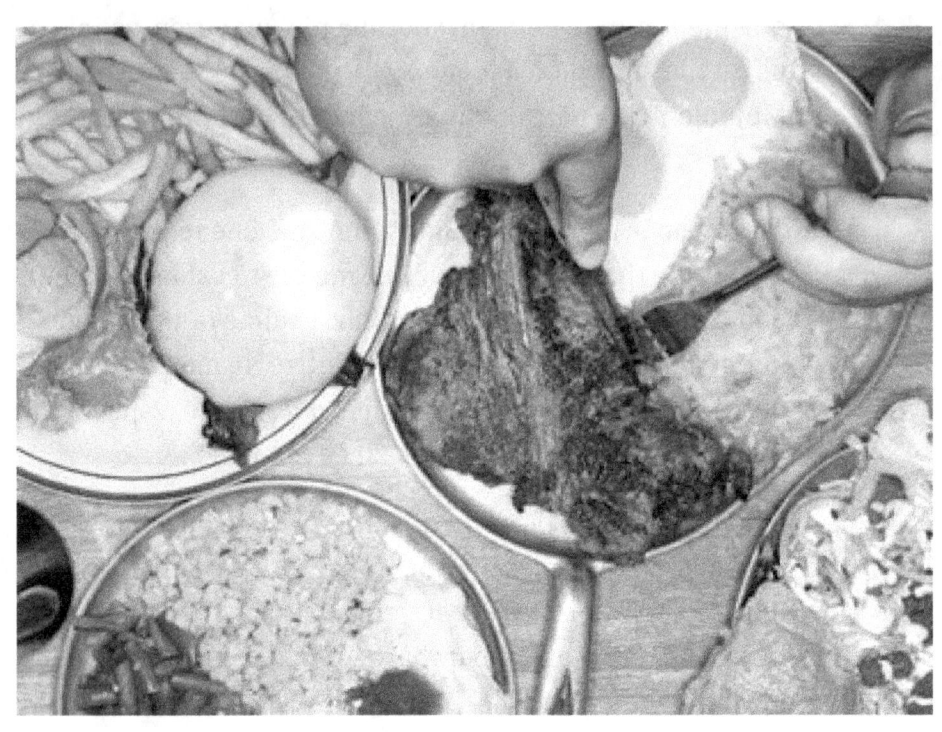

# HELLT E QENGJIT ME RIGON DOPIO DHE SALCE TZATZIKI

ZHYTJE: Përgatitja 30 minuta: 20 minuta ftohje: 30 minuta grill: 8 minuta Përdorimi: 4 porcione

KËTO HELL QENGJI JANË NË THELBAJO QË NJIHET SI KOFTA NË MESDHE DHE LINDJEN E MESME: MISHI I GRIRË I KALITUR (ZAKONISHT QENGJI OSE VIÇI) FORMOHET NË TOPA OSE RRETH NJË HELL DHE MË PAS PIQET NË SKARË. RIGONI I FRESKËT DHE I THARË U JEP ATYRE NJË SHIJE TË SHKËLQYER GREKE.

8 hell druri 10 inç

## HELL QENGJI

1½ kilogram qengji i bluar pa dhjamë

1 qepë e vogël e grirë dhe e kulluar

1 lugë gjelle rigon i freskët i prerë në rripa

2 lugë çaji rigon të tharë, të grimcuar

1 lugë çaji piper i zi

## SALCË TZATZIKI

1 filxhan Paleo Mayo (shih recetë)

½ kastravec i madh, i pastruar nga farat, i prerë në feta dhe i kulluar

2 lugë gjelle lëng limoni të freskët

1 thelpi hudhër të grirë

1. Thithni helltarët në ujë aq sa të mbulohen për 30 minuta.

2. Për qebapët e qengjit, përzieni në një tas të madh mishin e grirë, qepën, rigonin e freskët dhe të tharë dhe piperin; përzieni mirë. Ndani përzierjen e qengjit në tetë pjesë të barabarta. Formoni çdo seksion rreth gjysmës së hellit, duke krijuar një trung 5 me 1 inç. Mbulojeni dhe ftohuni për të paktën 30 minuta.

3. Ndërkohë, për salcën Tzatziki, kombinoni Paleo Mayo, kastravecin, lëngun e limonit dhe hudhrën në një tas të vogël. Mbulojeni dhe vendoseni në frigorifer derisa ta servirni.

4. Për një skarë me qymyr ose gaz, vendosni hellet e qengjit direkt në skarë mbi nxehtësinë mesatare. Mbulojeni dhe gatuajeni për rreth 8 minuta mbi nxehtësinë mesatare (160°F), duke e kthyer një herë në gjysmë të gatimit.

5. Shërbejini hellet e qengjit me salcë Tzatziki.

# PULË E PJEKUR NË SKARË ME SHAFRAN DHE LIMON

DETYRE SHTEPIE: 15 minuta ftohje: 8 orë pjekje: 1 orë 15 minuta pushim: 10 minuta
Përdorimi: 4 porcione

SHAFRANI ËSHTË STAMENS I THARËLLOJET E LULEVE TË SHAFRANIT. ËSHTË E SHTRENJTË, POR PAK SHKON SHUMË. I SHTON SHIJEN E TIJ TË VEÇANTË TOKËSORE DHE NUANCËN E BUKUR TË VERDHË NË KËTË PULË TË PJEKUR NË SKARË ME LËKURË KROKANTE.

1 pulë e plotë 4 deri në 5 kile

3 lugë vaj ulliri

6 thelpinj hudhër të shtypura dhe të qëruara

1½ lugë gjelle lëvozhgë limoni të grirë imët

1 lugë gjelle trumzë e freskët

1½ lugë çaji piper i zi i bluar

½ lugë çaji me fije shafrani

2 gjethe dafine

1 limon i prerë në katërsh

1. Hiqni qafën dhe gjinjtë nga pula; hidheni ose ruajeni për një përdorim tjetër. Shpëlajeni zgavrën e trupit të pulës; thajeni me peshqir letre. Prisni çdo lëkurë ose yndyrë të tepërt nga pula.

2. Përzieni vajin e ullirit, hudhrën, lëkurën e limonit, trumzën, piperin dhe shafranin në një procesor ushqimi. Vazhdoni të merrni një pastë të lëmuar.

3. Përdorni gishtat për të fërkuar pastën mbi sipërfaqen e jashtme të pulës dhe zgavrën e brendshme. Transferoni

pulën në një tas të madh; mbulojeni dhe vendoseni në frigorifer për të paktën 8 orë ose gjatë gjithë natës.

4. Ngrohni furrën në 425° F. Vendosni të katërtat e limonit dhe gjethet e dafinës në zgavrën e pulës. Lidhni këmbët me spango kuzhine 100% pambuk. Futni krahët poshtë pulës. Fusni termometrin e mishit në muskulin e brendshëm të kofshës pa prekur kockën. Vendoseni pulën në një raft në një enë të madhe pjekjeje.

5. Piqini në skarë për 15 minuta. Uleni temperaturën e furrës në 375° F. Piqeni për rreth 1 orë më shumë ose derisa lëngu të jetë i pastër dhe termometri të regjistrojë 175° F. Vendoseni pulën në letër. Lëreni të qëndrojë për 10 minuta para prerjes.

# PULË E PJEKUR ME SALLATË JICAMA

DETYRE SHTEPIE: 40 minuta skarë: 1 orë 5 minuta pushim: 10 minuta shfrytëzim: 4 porcione

"SPATCHCOCK" ËSHTË NJË TERM I VJETËR GATIMIE CILA KOHËT E FUNDIT ËSHTË RIKTHYER NË PËRDORIM PËR TË PËRSHKRUAR PROCESIN E NDARJES SË NJË ZOGU TË VOGËL, SI P.SH. NJË PULE OSE PULE CORNISH, NË ANËN E PASME, MË PAS DUKE E HAPUR DHE RRAFSHUAR SI NJË LIBËR PËR TA GATUAR MË SHPEJT DHE NË MËNYRË TË BARABARTË. ËSHTË E NGJASHME ME FLUTURIMIN E NJË FLUTURE, POR VLEN VETËM PËR SHPENDËT.

## PULË

- 1 djegës poblani
- 1 lugë qepe e grirë hollë
- 3 thelpinj hudhre te grira
- 1 lugë çaji lëvore limoni të grirë imët
- 1 lugë çaji lëvore gëlqereje e grirë imët
- 1 lugë çaji erëz të tymosur (shih recetë)
- ½ lugë çaji rigon i tharë, i grimcuar
- ½ lugë çaji qimnon i bluar
- 1 lugë gjelle vaj ulliri
- 1 pulë e plotë 3 deri në 3 ½ kile

## SALLATË ME LAKËR

- ½ jicama mesatare, e qëruar dhe e prerë (rreth 3 filxhanë)
- ½ filxhan qepë të prera hollë (4)
- 1 mollë Granny Smith, e qëruar, e prerë dhe e prerë
- ⅓ filxhan cilantro e freskët e copëtuar
- 3 lugë lëng portokalli të freskët
- 3 lugë vaj ulliri
- 1 lugë çaji erëz limoni (shih recetë)

1. Për një skarë me qymyr, vendosni qymyr mesatarisht të nxehtë në njërën anë të skarës. Vendosni një enë për mbledhjen e ujit nën anën e zbrazët të skarës. Vendoseni poblano në grilën e skarës direkt mbi qymyr mesatar të nxehtë. Mbulojeni dhe piqeni në skarë për 15 minuta ose derisa poblano të jetë djegur nga të gjitha anët, duke e kthyer herë pas here. Menjëherë mbështillni poblano me fletë metalike; lëreni të qëndrojë për 10 minuta. Hapni letrën dhe prisni përgjysmë poblano për së gjati; hiqni kërcellet dhe farat (shih<u>paragjykim</u>). Hiqni butësisht lëkurën me një thikë të mprehtë dhe hidheni. Pritini imët poblano. (Për skarë me gaz, ngrohni paraprakisht skarën; zvogëloni nxehtësinë në mesatare. Vendoseni për gatim indirekt. Gatuani siç udhëzohet më sipër mbi djegësin e ndezur.)

2. Për dressing, përzieni në një tas të vogël poblano, qepujt, hudhrat, lëkura e limonit, lëkura e limonit, erëzat e tymosura, rigonin dhe qimnonin. Shtoni vaj; përzieni mirë për të bërë një pastë.

3. Për të pastruar pulën, hiqni qafën dhe gjilpërat (rezervojeni për një përdorim tjetër). Vendoseni pulën me anën e gjoksit poshtë, në një dërrasë prerëse. Duke përdorur gërshërët e kuzhinës, bëni një prerje gjatësore në njërën anë të shtyllës kurrizore, duke filluar nga fundi i qafës. Përsëriteni prerjen gjatësore në anën e kundërt të shtyllës kurrizore. Hiqeni dhe hidhni shtyllën kurrizore. Vendoseni lëkurën e pulës nga ana lart. Shtypni midis gjinjve për të thyer kockën e gjoksit në mënyrë që pula të shtrihet.

4. Duke filluar nga qafa në njërën anë të gjoksit, rrëshqitni gishtat midis lëkurës dhe mishit, duke e relaksuar lëkurën ndërsa punoni drejt kofshës. Lironi lëkurën rreth kofshëve. Përsëriteni në anën tjetër. Përdorni gishtat për të fërkuar mishin nën lëkurën e pulës.

5. Vendoseni pulën me anën e gjoksit poshtë, në raftin e telit mbi tabaka me ujë. Pesha me dy tulla të mbështjellë me fletë metalike ose një tigan të madh prej gize. Mbulojeni dhe piqeni në skarë për 30 minuta. Kthejeni pulën, me anën e kockave poshtë, në një raft teli, duke e peshuar përsëri me tulla ose një tigan. Grijeni, të mbuluar, për rreth 30 minuta të tjera ose derisa pula të mos jetë më rozë (175°F në muskujt e kofshëve). Hiqeni pulën nga skara; lëreni të qëndrojë për 10 minuta. (Për skarë me gaz, vendoseni pulën në skarë larg nga nxehtësia. Piqeni në skarë siç udhëzohet më sipër.)

6. Ndërkohë, për sallatën, në një tas të madh bashkojmë xhicamën, qepën jeshile, mollën dhe cilantron. Në një tas të vogël përzieni lëngun e portokallit, vajin dhe lëkurën e limonit. Masën e derdhim mbi jicama dhe e përziejmë. Shërbejeni pulën me sallatën.

# TË PASMET E PULËS SË PJEKUR NË SKARË ME VODKA, KARROTA DHE SALCË DOMATE

DETYRE SHTEPIE:Gatim 15 minuta: Pjekje 15 minuta: 30 minuta Përdorimi: 4 porcione

VODKA MUND TË BËHET NGA PËRBËRËS TË NDRYSHËMUSHQIME TË NDRYSHME, SI PATATET, MISRI, THEKRA, GRURI DHE ELBI, MADJE EDHE RRUSHI. NDËRSA NUK KA SHUMË VODKA NË KËTË ZHYTJE KUR E NDANI NË KATËR RACIONE, KËRKONI VODKA TË BËRË ME PATATE OSE RRUSH PËR TA PËRSHTATUR ATË ME NJË ZHYTJE PALEO.

3 lugë vaj ulliri

4 pjesë të pasme me kocka ose copa pule pa lëkurë

1 kanaçe 28 ons domate kumbulle pa kripë, të kulluara

½ filxhan qepë të grirë hollë

½ filxhan karota të grira hollë

3 thelpinj hudhre te grira

1 lugë çaji erëz mesdhetare (shih<u>recetë</u>)

⅛ lugë çaji piper i kuq

1 degë rozmarinë e freskët

2 lugë vodka

1 lugë gjelle borzilok i freskët i copëtuar (sipas dëshirës)

1. Ngrohni furrën në 375° F. Ngrohni 2 lugë vaj në një tigan shumë të madh mbi nxehtësinë mesatare-të lartë. Shtoni pulën; gatuajini për rreth 12 minuta ose derisa të marrin ngjyrë të artë, duke u skuqur në mënyrë të barabartë. E vendosim tavën në furrën e parangrohur. Grill pa mbuluar për 20 minuta.

2. Ndërkohë presim domatet me gërshërë kuzhine për salcën. Në një tigan me madhësi mesatare, ngrohni lugën e mbetur të vajit në nxehtësi mesatare. Shtoni qepën, karotën dhe hudhrën; gatuaj 3 minuta ose derisa të zbutet, duke e përzier shpesh. Shtoni domatet e prera në kubikë, erëzat mesdhetare, specin kajen dhe një degë rozmarinë. Lëreni të vlojë mbi nxehtësinë mesatare-të lartë; zvogëloni nxehtësinë. Ziejini pa mbuluar për 10 minuta, duke e përzier herë pas here. Shtoni vodka; gatuaj edhe 1 minutë; hiqni dhe hidhni degëzën e rozmarinës.

3. Shërbejeni salcën mbi pulën në tigan. Tavën e kthejmë në furrë. Grini, të mbuluar, rreth 10 minuta më shumë ose derisa pula të jetë e butë dhe të mos jetë më rozë (175°F). Nëse dëshironi, spërkatni me borzilok.

# POULET RÔTI DHE RUTABAGA FRITES

DETYRE SHTEPIE:Piqeni për 40 minuta: 40 minuta Përdorimi: 4 porcione

PATATET E SKUQURA RUTABAGA JANË TË SHIJSHMESHËRBEHEN ME PULË TË PJEKUR NË SKARË DHE LËNGJE GATIMI SHOQËRUES, POR JANË PO AQ TË SHIJSHME TË PËRGATITURA VETË DHE TË SERVIRURA ME SALCË DOMATE PALEO (SHIH<u>RECETË</u>) OSE TË SERVIRUR NË STILIN BELG ME PALEO ALIOLI (MAJONEZË ME HUDHËR, SHIH<u>RECETË</u>).

6 lugë vaj ulliri

1 lugë gjelle me erëza mesdhetare (shih<u>recetë</u>)

4 kofshë pule pa kocka (rreth 1 ¼ paund në total)

4 shkopinj pule pa lëkurë (rreth 1 kile gjithsej)

1 filxhan verë të bardhë të thatë

1 filxhan lëng mishi kockash pule (shih<u>recetë</u>) ose supë pule pa kripë të shtuar

1 qepë e vogël, e prerë në katërsh

Vaj ulliri

1½ deri në 2 paund rutabaga

2 lugë qiqra të freskëta të prera në rripa

Piper i zi

1. Ngrohni furrën në 400° F. Në një tas të vogël, kombinoni 1 lugë gjelle vaj ulliri dhe erëza mesdhetare; fërkojeni sipër copat e pulës. Ngrohni 2 lugë vaj në një tigan shumë të madh kundër furrës. Shtoni copat e pulës, me anën e mishit poshtë. Gatuani pa mbuluar për rreth 5 minuta ose deri në kafe të artë. E heqim tiganin nga zjarri. Ktheni copat e pulës nga ana e skuqur lart. Shtoni verën, lëngun e kockave të pulës dhe qepën.

2. Vendoseni enën në furrë në raftin e mesëm. E pjekim pa mbuluar për 10 minuta.

3. Gjatë kësaj kohe, lyejmë lehtë një tepsi të madhe me vaj ulliri për patate të skuqura; Le menjane. Qëroni rutabagat. Me një thikë të mprehtë, prisni rutabagat në feta ½ inç. Pritini fetat për së gjati në shirita ½ inç. Në një tas të madh, hidhni shiritat rutabaga me 3 lugët e mbetura vaj. Përhapeni shiritat rutabaga në një shtresë të vetme në fletën e përgatitur të pjekjes; vendoseni në furrë në raftin e sipërm. Piqni për 15 minuta; rrokullisje të skuqura. Piqni pulën edhe 10 minuta të tjera ose derisa të mos jetë më rozë (175°F). Hiqeni pulën nga furra. Piqni të skuqurat për 5 deri në 10 minuta ose derisa të marrin ngjyrë kafe të artë dhe të butë.

4. Hiqni pulën dhe qepën nga tigani duke lënë lëngjet. Mbuloni pulën dhe qepët që të jenë të ngrohta. Lëngjet i vini të ziejnë mbi nxehtësinë mesatare; zvogëloni nxehtësinë. Ziejini pa mbuluar për rreth 5 minuta të tjera ose derisa lëngu të jetë pakësuar.

5. Për t'i shërbyer mbulojini patatet e skuqura me qiqra dhe i rregulloni me piper. Shërbejeni pulën me lëngjet e gatimit dhe patate të skuqura.

# TRE KËRPUDHA COQ AU VIN ME PURE QIQRASH RUTABAGA

DETYRE SHTEPIE:15 minuta Koha e gatimit: 1 orë e 15 minuta Përdorimi: 4 deri në 6 porcione

NËSE KA RËRË NË ENËPASI T'I NJOMNI KËRPUDHAT E THATA, DHE NDOSHTA DO TË KETË DISA, KULLOJENI LËNGUN PËRMES NJË NAPË DYFISH TË TRASHË TË VENDOSUR NË NJË SITË TË IMËT.

1 ons kërpudha të thata porcini ose morel

1 gotë ujë të vluar

2 deri në 2 ½ paund kofshë pule pa lëkurë dhe shkopinj daulle

Piper i zi

2 lugë gjelle vaj ulliri

Pritini 2 presh mesatarë përgjysmë për së gjati, lani dhe pritini në feta të holla

2 kërpudha portobello, të prera në feta

8 ons kërpudha deti të freskëta, të hequra nga kërcelli dhe të prera në feta, ose kërpudha të freskëta, të prera në feta

¼ filxhan pastë domate pa kripë të shtuar

1 lugë çaji borzilok i tharë, i grimcuar

½ lugë çaji trumzë e tharë e bluar

½ filxhan verë të kuqe të thatë

6 gota lëng mishi të kockave të pulës (shih<u>recetë</u>) ose supë pule pa kripë të shtuar

2 gjethe dafine

2 deri në 2 ½ paund rutabaga, të qëruara dhe të copëtuara

2 lugë qiqra të freskëta të prera në rripa

½ lugë çaji piper i zi

trumzë e freskët e copëtuar (opsionale)

1. Përzieni kërpudhat porcini dhe ujin e vluar në një tas të vogël; lëreni të qëndrojë për 15 minuta. Hiqni kërpudhat,

duke lënë lëngun njomje. Pritini kërpudhat. Lërini mënjanë kërpudhat dhe lëngun e njomjes.

2. E spërkasim pulën me piper. Në një tigan shumë të madh me kapak të ngushtë, ngrohni 1 lugë gjelle vaj ulliri mbi nxehtësinë mesatare-të lartë. Gatuani copat e pulës, në dy grupe, në vaj të nxehtë për rreth 15 minuta derisa të skuqen lehtë, duke i kthyer një herë. Hiqeni pulën nga tigani. Shtoni preshin, kërpudhat portobello dhe gocat e detit. gatuaj 4 deri në 5 minuta ose derisa kërpudhat të fillojnë të skuqen, duke i përzier herë pas here. Shtoni pastë domate, borzilok dhe trumzë; gatuajeni dhe përzieni për 1 minutë. Shtoni verë; gatuajeni dhe përzieni për 1 minutë. Shtoni 3 filxhanë lëng mishi kockash pule, gjethe dafine, ½ filxhan lëng për njomjen e kërpudhave të rezervuara dhe kërpudha të grira të rihidratuara. Kthejeni pulën në tigan. Lëreni të vlojë; zvogëloni nxehtësinë. Gatuani në zjarr të ulët, të mbuluar,

3. Ndërkohë, bashkoni rutabagat dhe 3 gota të mbetura lëng mishi në një tenxhere të madhe. Nëse është e nevojshme, shtoni ujë për të mbuluar rutabagat. Lëreni të vlojë; zvogëloni nxehtësinë. Gatuani pa mbuluar për 25 deri në 30 minuta ose derisa rutabagat të jenë të buta, duke i përzier herë pas here. Kulloni rutabagat duke rezervuar lëngun. Rutabagat i kthejmë në tenxhere. Shtoni 1 lugë gjelle vaj ulliri të mbetur, qepët dhe ½ lugë çaji piper. Duke përdorur një matës patate, grijeni përzierjen e rutabagës, duke shtuar lëngun e gatimit sipas nevojës për trashësinë e dëshiruar.

4. Hiqni gjethet e dafinës nga përzierja e pulës; hidhni. Shërbejeni pulën dhe salcën mbi purenë rutabaga. Nëse dëshironi, spërkateni me trumzë të freskët.

# RAKI PJESHKE ME XHAM TË DAULLEVE

DETYRE SHTEPIE:30 minuta pjekje në skarë: 40 minuta jep: 4 porcione

KËTO KËMBË PULE JANË PERFEKTEME NJË SALLATË KROKANTE DHE PATATE TË ËMBLA TË PJEKURA PIKANTE SIPAS RECETËS PËR SHPATULLËN PIKANTE TË DERRIT TUNIZIAN (SHIH<u>RECETË</u>). TREGUAR KËTU ME PATATE TË SKUQURA ME RREPKË, MANGO DHE NENEXHIK (SHIH<u>RECETË</u>).

GLAZURË PJESHKE DHE RAKI

    1 lugë gjelle vaj ulliri

    ½ filxhan qepë të copëtuar

    2 pjeshkë të freskëta mesatare, të përgjysmuara, të prera dhe të prera

    2 lugë raki

    1 filxhan salcë BBQ (shih<u>recetë</u>)

    8 shkopinj pule (gjithsej 2 deri në 2½ kile), hiqet lëkura nëse dëshironi

1. Për glazurën, ngrohni vajin e ullirit në një tenxhere mesatare mbi nxehtësinë mesatare në të lartë. Shtoni qepë; gatuajini për rreth 5 minuta ose derisa të zbuten, duke e përzier herë pas here. Shtoni pjeshkët. Mbulojeni dhe gatuajeni 4 deri në 6 minuta ose derisa pjeshkët të zbuten, duke i përzier herë pas here. Shtoni raki; gatuajeni pa mbuluar për 2 minuta, duke e përzier herë pas here. Lëreni të ftohet pak. Transferoni përzierjen e pjeshkës në një blender ose procesor ushqimi. Mbulojeni dhe përzieni ose përpunoni derisa të jetë e qetë. Shtoni salcën BBQ. Mbulojeni dhe përzieni ose përpunoni derisa të jetë e qetë. Kthejeni salcën në tenxhere. Gatuani mbi nxehtësi mesatare-të ulët derisa të nxehet. Transferoni ¾ filxhan

salcë në një tas të vogël për të lyer pulën. Mbajeni salcën e mbetur të ngrohtë për ta shërbyer me pulën e pjekur në skarë.

2. Për një skarë me qymyr, vendosni qymyr mbi nxehtësinë mesatare rreth një ene për të mbledhur lëngje. Provojeni në zjarr mesatar mbi një tas për të mbledhur lëngun. Vendosni shkopinjtë e pulës në grilën e skarës sipër tabakasë me ujë. Mbulojeni dhe piqeni në skarë për 40 deri në 50 minuta ose derisa pula të mos jetë më rozë (175°F), duke e kthyer një herë në gjysmë të gatimit dhe duke e larë me ¾ filxhani glazurë raki-pjeshkë për 5 minutat e fundit. 10 minuta pjekje. (Për skarë me gaz, ngrohni paraprakisht skarën. Uleni nxehtësinë në mesatare. Rregulloni nxehtësinë për gatim indirekt. Shtoni kopsat e pulës në skarë. Mbuloni dhe gatuajeni sipas udhëzimeve).

# PULË E MARINUAR NË KILI ME SALLATË MANGO DHE PJEPËR

DETYRE SHTEPIE: 40 minuta ftohje / marinim: 2 deri në 4 orë pjekje në skarë: 50 minuta
Përdorimi: 6 deri në 8 porcione

ANCHO SPECI DJEGËS ËSHTË NJË POBLANO E THATË- NJË DJEGËS I NDEZUR, JESHIL I ERRËT ME NJË SHIJE INTENSIVE TË FRESKËT. CHILES ANCHO KANË NJË SHIJE PAK FRUTASH ME NJË NUANCË KUMBULLE OSE RRUSH TË THATË DHE VETËM NJË NUANCË HIDHËSIE. KILAT E NEW MEXICO MUND TË JENË MESATARISHT TË NXEHTË. KËTO JANË SPECAT DJEGËS TË KUQ TË ERRËT QË MUND TË SHIHEN TË GRUPUARA SË BASHKU DHE TË VARURA NË RISTRA, ARANZHIME SHUMËNGJYRËSHE TË DJEGËSVE TË THARË, NË PJESË TË JUGPERËNDIMIT.

## PULË

- 2 speca djegës të thatë New Mexico
- 2 speca djegës ancho të thata
- 1 gotë ujë të vluar
- 3 lugë vaj ulliri
- 1 qepë e madhe e ëmbël, e qëruar dhe e prerë në feta të trasha
- 4 domate rome pa fara
- 1 lugë gjelle hudhër të grirë (6 thelpinj)
- 2 lugë çaji qimnon të bluar
- 1 lugë çaji rigon i tharë, i grimcuar
- 16 kope pule

## SALLATË

- 2 gota pjepër të prerë në kubikë
- 2 gota me kubikë meli
- 2 gota mango të prera në kubikë
- ¼ filxhan lëng limoni të freskët

1 lugë çaji pluhur djegës
½ lugë çaji qimnon i bluar
¼ filxhan cilantro e freskët, e copëtuar

1. Për pulën, hiqni kërcellin dhe farat nga specat e thatë të New Mexico dhe ancho. Nxehni një tigan të madh mbi nxehtësinë mesatare-të lartë. Skuqini specat djegës në tigan për 1 deri në 2 minuta ose derisa të marrin aromë dhe të thekur lehtë. Vendosni specat djegës të thekur në një tas të vogël; shtoni ujë të valë në enë. Lëreni të qëndrojë për të paktën 10 minuta ose derisa të jeni gati për t'u përdorur.

2. Ngrohni skarën. Rreshtoni një fletë pjekjeje me letër alumini; lyejeni letrën me 1 lugë gjelle vaj ulliri. Në tigan rregullojmë fetat e qepëve dhe domateve. Piqini në skarë rreth 4 inç nga nxehtësia për 6 deri në 8 minuta ose derisa të zbuten dhe të karbonizohen. Kullojeni specin djegës, duke e rezervuar ujin.

3. Për marinadën, përzieni djegësin, qepën, domatet, hudhrën, qimnonin dhe rigonin në një blender ose procesor ushqimi. Mbulojeni dhe përzieni ose përzieni derisa të jetë homogjene, duke shtuar ujë të rezervuar sipas nevojës për të bërë pure në konsistencën e dëshiruar.

4. Vendoseni pulën në një qese të madhe plastike të rimbyllshme në një enë të cekët. Hidhni marinadën mbi pulën në qese, kthejeni qesen të lyhet në mënyrë të barabartë. Marinojini në frigorifer për 2 deri në 4 orë, duke e kthyer qesen herë pas here.

5. Për sallatën, në një tas shumë të madh, përzieni pjepërin, mjaltin, mangon, lëngun e limonit, 2 lugët e mbetura vaj

ulliri, pluhur djegës, qimnon dhe cilantro. Hidheni mbi pallto. Mbulojeni dhe ftoheni për 1 deri në 4 orë.

6. Për një skarë me qymyr, vendosni qymyr mbi nxehtësinë mesatare rreth një ene për të mbledhur lëngje. Provojeni në zjarr mesatar në një tigan. Kullojeni pulën, kurseni marinadën. Vendoseni pulën në skarë mbi tavën e kapjes së ujit. Lyejeni pulën me furçë me pak nga marinada që keni kursyer (fshini marinadën shtesë). Mbulojeni dhe piqeni në skarë për 50 minuta ose derisa pula të mos jetë më rozë (175°F), duke e kthyer një herë në gjysmë të rrugës së gatimit. (Për skarë me gaz, ngrohni paraprakisht skarën. Uleni nxehtësinë në mesatare. Vendoseni për gatim indirekt. Veproni sipas udhëzimeve, duke e vendosur pulën në djegësin e fikur.) Shërbejini pulat e pulës me sallatë.

# KOPKË PULE TË STILIT TANDOORI ME RAITA KASTRAVEC

DETYRE SHTEPIE: 20 minuta  Marinimi: 2 deri në 24 orë  Pjekje në skarë: 25 minuta
Përdorimi: 4 porcione

RAITA ËSHTË BËRË NGA SHQEME. KREM, LËNG LIMONI, NENEXHIK, KORIANDËR DHE KASTRAVEC. OFRON NJË KUNDËRVËNIE FRESKUESE NDAJ PULËS SË NXEHTË DHE PIKANTE.

## PULË

- 1 qepë, e prerë në feta të holla
- 1 copë 2 inç xhenxhefil të freskët, të qëruar dhe të prerë në katër pjesë
- 4 thelpinj hudhre
- 3 lugë vaj ulliri
- 2 lugë gjelle lëng limoni të freskët
- 1 lugë çaji qimnon i bluar
- 1 lugë çaji shafran i Indisë i bluar
- ½ lugë çaji spec i grirë
- ½ lugë çaji kanellë të bluar
- ½ lugë çaji piper i zi
- ¼ lugë çaji piper kajen
- 8 shkopinj pule

## KASTRAVEC RAITA

- 1 filxhan krem shqeme (shih recetë)
- 1 lugë gjelle lëng limoni të freskët
- 1 lugë gjelle mente të freskët të grirë
- 1 lugë gjelle koriandër të freskët të prerë në rripa
- ½ lugë çaji qimnon i bluar
- ⅛ lugë çaji piper i zi
- 1 kastravec mesatar, i qëruar, i prerë dhe i prerë në kubikë (1 filxhan)
- Feta limoni

1. Në një blender ose përpunues ushqimi, kombinoni qepën, xhenxhefilin, hudhrën, vajin e ullirit, lëngun e limonit, qimnonin, shafranin e Indisë, specin erëzash, kanellën, piperin e zi dhe piperin e kuq. Mbulojeni dhe përzieni ose përpunoni derisa të jetë e qetë.

2. Shponi çdo kazan katër ose pesë herë me majën e një thike kuzhine. Vendosni shkopinjtë e daulleve në një qese të madhe plastike të rimbyllshme dhe vendosini në një tas të madh. Shtoni përzierjen e qepëve; kthehet në një goditje Marinojeni në frigorifer për 2 deri në 24 orë, duke e kthyer qesen herë pas here.

3. Ngrohni grilën. Hiqeni pulën nga marinada. Fshijeni marinadën e tepërt nga shkopinjtë me peshqir letre. Vendosini shkopinjtë e daulleve në raftin e një ene pjekjeje të panxehur ose në një fletë pjekjeje të rrethuar me fletë metalike. Grijini 6 deri në 8 inç nga burimi i nxehtësisë për 15 minuta. Kthejini shkopinjtë; piqni për rreth 10 minuta ose derisa pula të mos jetë më rozë (175°F).

4. Për raitën, kombinoni kremin me shqeme, lëngun e limonit, nenexhikun, korianderin, qimonin dhe piperin e zi në një tas mesatar. Ngadalë shtoni kastravecin.

5. Shërbejeni pulën me raita dhe feta limoni.

# ZIERJE ME KERRI PULE ME PERIME RRËNJË, SHPARG DHE SHIJEN E MOLLËS JESHILE DHE NENEXHIKUT

DETYRE SHTEPIE:30 minuta gatim: 35 minuta pushim: 5 minuta Përdorimi: 4 racione

2 lugë vaj kokosi të rafinuar ose vaj ulliri
2 kilogramë gjoks pule me kocka, pa lëkurë sipas dëshirës
1 filxhan qepë të grirë
2 lugë gjelle xhenxhefil të freskët të grirë
2 lugë hudhër të grirë
2 lugë gjelle pluhur kerri pa kripë
2 lugë gjelle jalapeño pa fara të grira (shih paragjykim)
4 gota lëng mishi të kockave të pulës (shih recetë) ose supë pule pa kripë të shtuar
2 patate të ëmbla mesatare (rreth 1 kile), të qëruara dhe të prera
2 panxhar të mesëm (rreth 6 ons), të qëruara dhe të copëtuara
1 filxhan domate të pastruar nga farat dhe të prerë në kubikë
8 ons asparagus, të prera dhe të prera në copa 1 inç
1 kanaçe 13,5 ons me qumësht të rregullt kokosi (siç është Nature's Way)
½ filxhan cilantro e freskët, e prerë në rripa
Salcë me mollë dhe nenexhik (shih recetë, nën, më poshtë)
Feta limoni

1. Në një furrë holandeze 6 litra, ngrohni vajin në nxehtësi mesatare-të lartë. E skuqim pulën në vaj të nxehtë, në tufa, derisa të skuqet në mënyrë të barabartë, rreth 10 minuta. Transferoni pulën në një pjatë; Le menjane.

2. Ndezni nxehtësinë në mesatare. Shtoni në tenxhere qepën, xhenxhefilin, hudhrën, karrin pluhur dhe jalapeño. Gatuani dhe përzieni për 5 minuta ose derisa qepa të zbutet. Shtoni lëngun e kockave të pulës, pataten e ëmbël, zarzavatet e panxharit dhe domaten. Kthejini copat e pulës në tenxhere, duke u kujdesur që ta zhytni pulën në

sa më shumë lëng që të jetë e mundur. Ulni nxehtësinë në mesatare-të ulët. Mbulojeni dhe ziejini për 30 minuta ose derisa pula të mos jetë më rozë dhe perimet të jenë të buta. Shtoni asparagun, qumështin e kokosit dhe cilantro. Hiqeni nga zjarri. Lëreni të qëndrojë për 5 minuta. Prisni pulën nga kockat, nëse është e nevojshme, për ta ndarë në mënyrë të barabartë midis tasave për servirje. Shërbejeni me salcë mente molle dhe copa lime.

Salcë me nenexhik me mollë: Në një përpunues ushqimi, bluajeni ½ filxhan thekon kokosi pa sheqer deri sa të bëhen pluhur. Shtoni 1 filxhan gjethe të freskëta cilantro dhe avulloni; 1 filxhan me gjethe të freskëta nenexhiku; 1 mollë Granny Smith, me bërthama dhe të prera; 2 lugë çaji jalapeño pa fara të grira (shih paragjykim); dhe 1 lugë gjelle lëng limoni të freskët. Pulsoni derisa të copëtohet.

# SALLATË PAILLARD PULE E PJEKUR NË SKARË ME MJEDRA, PANXHAR DHE BAJAME TË SKUQURA

DETYRE SHTEPIE:30 minuta Pjekje: 45 minuta Marinimi: 15 minuta Pjekje në skarë: 8 minuta Përdorimi: 4 porcione

½ filxhan bajame të plota

1½ lugë çaji vaj ulliri

1 panxhar i kuq mesatar

1 panxhar mesatar i artë

2 gjysma të gjoksit të pulës 6 deri në 8 ons pa kocka, pa lëkurë

2 gota mjedra të freskëta ose të ngrira, të shkrira

3 lugë uthull vere të kuqe ose të bardhë

2 lugë tarragon të freskët të prerë në rripa

1 lugë qepe e grirë

1 lugë çaji mustardë Dijon (shih_recetë_)

¼ filxhan vaj ulliri

Piper i zi

8 gota perime të përziera

1. Për bajamet, ngrohni furrën në 400° F. Përhapeni bajamet në një tepsi të vogël dhe spërkatini me ½ lugë çaji vaj ulliri. Piqeni për rreth 5 minuta ose derisa të marrë aromë dhe të artë. Lëreni të ftohet. (Bajamet mund të thehen 2 ditë përpara dhe të ruhen në një enë hermetike.)

2. Për panxharin, vendosni çdo panxhar në një copë të vogël letër alumini dhe spërkatni secilën me ½ lugë çaji vaj ulliri. Mbështilleni lirshëm petë rreth panxharit dhe vendoseni në një fletë pjekjeje ose enë pjekjeje. Piqini panxharët në një furrë 400°F për 40 deri në 50 minuta ose derisa të zbuten kur shpohen me thikë. Hiqeni nga furra dhe lëreni derisa të ftohet mjaftueshëm për ta trajtuar.

Hiqni lëkurën me një thikë kuzhine. Preni panxharin në feta dhe ruajeni. (Shmangni përzierjen e panxharit në mënyrë që panxhari i kuq të mos njollosë panxharin e pjekur. Panxhari mund të piqet 1 ditë përpara dhe të vendoset në frigorifer. Lëreni në temperaturën e dhomës përpara se ta servirni.)

3. Për pulën, çdo gjoks pule e ndajmë në gjysmë horizontalisht. Vendoseni secilën pjesë të pulës midis dy pjesëve të mbështjelljes plastike. Duke përdorur një çekiç mishi, goditni butësisht deri në një inç të trashë. Vendoseni pulën në një tas të cekët dhe lëreni mënjanë.

4. Për vinegrette, në një tas të madh, shtypni butësisht ¾ filxhan me mjedra me një kamxhik (ruajini mjedrat e mbetura për sallatë). Shtoni uthull, tarragon, qepe dhe mustardë Dijon; rrihni për të përzier. Shtoni ¼ filxhan vaj ulliri në një rrjedhë të hollë, duke e trazuar që të përzihet mirë. Hidhni ½ filxhan vinegrette mbi pulë; kthejeni pulën në pallto (rezervoni vinegrette të mbetur për sallatë). Lëreni pulën të marinohet në temperaturën e dhomës për 15 minuta. Hiqeni pulën nga marinada dhe spërkateni me piper; Hidhni marinadën e mbetur në tas.

5. Për një skarë me qymyr ose gaz, vendoseni pulën në një skarë të drejtpërdrejtë mbi nxehtësinë mesatare. Mbulojeni dhe piqeni në skarë për 8 deri në 10 minuta ose derisa pula të mos jetë më rozë, duke e kthyer një herë në gjysmë të rrugës së gatimit. (Pula mund të piqet edhe në një tigan grill.)

6. Në një tas të madh, kombinoni marulen, panxharin dhe 1¼ filxhan të mbetur me mjedra. Hidhni vinegrette të

konservuar mbi sallatë; hidhet lehtë mbi pallto. Ndani sallatën në katër pjata për servirje; sipër secilit me një copë gjoks pule të pjekur në skarë. Pritini bajamet e skuqura në copa më të mëdha dhe spërkatini sipër. Shërbejeni menjëherë.

# GJOKS PULE TË MBUSHUR ME BROKOLI ME SALCË DOMATE TË FRESKËT DHE SALLATË CEZAR

DETYRE SHTEPIE: 40 minuta  Koha e gatimit: 25 minuta  Përdorimi: 6 porcione

3 lugë vaj ulliri
2 lugë çaji hudhër të grirë
¼ lugë çaji piper i kuq i bluar
1 kile brokoli raab, i prerë dhe i prerë
½ filxhan rrush i artë i pasulfizuar
½ filxhan ujë
4 gjysma të gjoksit të pulës pa kocka, pa lëkurë, 5 deri në 6 ons
1 filxhan qepë të grirë
3 gota domate të grira
¼ filxhan borzilok të freskët të copëtuar
2 lugë çaji uthull vere të kuqe
3 lugë gjelle lëng limoni të freskët
2 lugë gjelle Paleo Mayo (shih recetë)
2 lugë çaji mustardë dijon (shih recetë)
1 lugë çaji hudhër të grirë
½ lugë çaji piper i zi
¼ filxhan vaj ulliri
10 gota marule të grira

1. Në një tigan të madh, ngrohni 1 lugë vaj ulliri në zjarr mesatar. Shtoni hudhër dhe piper të kuq të bluar; gatuajini dhe përziejini për 30 sekonda ose derisa të marrin aromë. Shtoni brokolin e grirë, rrushin e thatë dhe ½ filxhan ujë. Mbulojeni dhe gatuajeni për rreth 8 minuta ose derisa brokoli të jetë i butë. Hiqni kapakun nga tigani; lëreni ujin e tepërt të avullojë. Le menjane.

2. Për rolet, çdo gjoks pule e presim përgjysmë për së gjati; vendoseni secilën pjesë midis dy pjesëve të mbështjelljes plastike. Duke përdorur anën e sheshtë të çekiçit të mishit, goditni pulën butësisht derisa të jetë rreth ¼ inç i trashë. Për çdo rrotull, vendosni rreth ¼ filxhan përzierje brokoli raab në një nga skajet më të shkurtra; rrotullojeni, paloseni nga ana për të mbuluar plotësisht mbushjen. (Rrotullat mund të përgatiten deri në 1 ditë përpara dhe të vendosen në frigorifer derisa të jenë gati për t'u gatuar.)

3. Në një tigan të madh, ngrohni 1 lugë vaj ulliri në zjarr mesatar. Shtoni rolet, me qepjet nga poshtë. Gatuani për rreth 8 minuta ose deri në kafe të artë nga të gjitha anët, duke e kthyer dy ose tre herë gjatë gatimit. Transferoni rolet në një tabaka.

4. Për salcën, ngrohni 1 lugë gjelle nga vaji i mbetur i ullirit në një tigan mbi nxehtësinë mesatare. Shtoni qepë; gatuajeni për rreth 5 minuta ose derisa të jetë e tejdukshme. Shtoni domatet dhe borzilokun. Vendosni rrotullat mbi salcën në tigan. Lëreni të vlojë mbi nxehtësinë mesatare-të lartë; zvogëloni nxehtësinë. Mbulojeni dhe ziejini për rreth 5 minuta ose derisa domatet të fillojnë të prishen, por të mbajnë ende formën e tyre dhe unazat të nxehen.

5. Për dressing, përzieni lëngun e limonit, majonezën Paleo, mustardën Dijon, hudhrën dhe piperin e zi në një tas të vogël. Spërkateni me ¼ filxhani vaj ulliri, duke e trazuar derisa të emulsohet. Në një tas të madh, përzieni dressing-un me marulen rome të copëtuar. Për ta shërbyer, ndajeni sallatën e kuqe në gjashtë pjata për servirje. Pritini unazat

dhe vendosini në marule; derdhni mbi të salcën e domates.

# SHAWARMA PULE E PJEKUR NË SKARË ME PERIME PIKANTE DHE SALCË ME ARRA PISHE

DETYRE SHTEPIE:20 minuta marinim: 30 minuta pjekje në skarë: 10 minuta përgatitje: 8 role (4 porcione)

- 1½ kilogram gjoks pule pa kocka, pa lëkurë, i prerë në copa 2 inç
- 5 lugë vaj ulliri
- 2 lugë gjelle lëng limoni të freskët
- 1¾ lugë çaji qimnon i bluar
- 1 lugë çaji hudhër të grirë
- 1 lugë çaji paprika
- ½ lugë çaji pluhur kerri
- ½ lugë çaji kanellë të bluar
- ¼ lugë çaji piper kajen
- 1 kungull i njomë mesatar, i prerë në gjysmë
- 1 patëllxhan i vogël, i prerë në feta ½ inç
- 1 piper i madh i verdhe i prere ne gjysme dhe me fara
- 1 qepë e kuqe mesatare, e prerë në katër pjesë
- 8 domate qershi
- 8 gjethe marule më të mëdha
- Mbushja e arrave të pishës së skuqur (shih<u>recetë</u>)
- Feta limoni

1. Për marinadën, përzieni në një tas të vogël 3 lugë gjelle vaj ulliri, lëng limoni, 1 lugë çaji qimnon, hudhër, ½ lugë çaji paprika, pluhur kerri, ¼ lugë çaji kanellë dhe piper kajen. Vendosni copat e pulës në një qese të madhe plastike të rimbyllshme në një enë të cekët. Hidhni marinadën mbi pulën. Mbyllni çantën; ktheni një çantë në një pallto. Marinojini në frigorifer për 30 minuta duke e kthyer qesen herë pas here.

2. Hiqni pulën nga marinada; hidhni marinadën. Fije pulën në katër hell të gjatë.

3. Vendosim kungull i njomë, patëllxhan, piper dhe qepë në një tepsi. Spërkateni me 2 lugë vaj ulliri. Spërkateni me ¾ lugë çaji të mbetur qimnon, ½ lugë çaji të mbetur paprika dhe ¼ lugë çaji të mbetur kanellë; Fërkojeni lehtë mbi perime. Hidhni domatet në dy hell.

3. Për një skarë me qymyr ose gaz, vendosni hell pule dhe domate dhe perime në skarë mbi nxehtësinë mesatare. Mbulojeni dhe piqeni në skarë derisa pula të mos jetë më rozë dhe perimet të jenë karbonizuar lehtë dhe të zbuten, duke u kthyer një herë. Lërini 10 deri në 12 minuta për pulën, 8 deri në 10 minuta për perimet dhe 4 minuta për domatet.

4. Hiqeni pulën nga hell. Pritini pulën, dhe kungullin e njomë, patëllxhanin dhe piperin e grini imët. Hiqni domatet nga hellet (mos i prisni). Rregulloni pulën dhe perimet në një pjatë. Për të shërbyer, rregulloni disa pulë dhe perime në një gjethe marule; hidhni sipër arrat e pishës të thekura. Shërbejeni me copa limoni.

# GJOKS PULE TË PJEKUR ME KËRPUDHA, LULELAKËR TË GRIRË ME HUDHËR DHE SHPARG TË PJEKUR

FILLIMI PËR TË PËRFUNDUAR:Efekti 50 minuta: 4 racione

4 gjysma të gjoksit të pulës me kocka, pa lëkurë, 10 deri në 12 ons
3 gota kërpudha të vogla të bardha
1 filxhan presh të prerë hollë ose qepë të verdhë
2 gota lëng mishi me kocka pule (shih<u>recetë</u>) ose supë pule pa kripë të shtuar
1 filxhan verë të bardhë të thatë
1 tufë e madhe trumzë e freskët
Piper i zi
uthull verë e bardhë (opsionale)
1 kokë lulelakër e ndarë në lule
12 thelpinj hudhër, të qëruara
2 lugë gjelle vaj ulliri
Piper i bardhë ose i kuq
1 kile asparagus, i prerë
2 lugë çaji vaj ulliri

1. Ngrohni furrën në 400° F. Vendosni gjokset e pulës në një enë pjekjeje drejtkëndëshe prej 3 litrash; mbusheni me kërpudha dhe presh. Hidhni lëngun e kockave të pulës dhe verën mbi pulën dhe perimet. Spërkateni me trumzë dhe spërkatni me piper të zi. Mbulojeni pjatën me letër alumini.

2. Piqni për 35 deri në 40 minuta ose derisa një termometër i leximit të menjëhershëm të futet në regjistrat e pulës 170° F. Hiqni dhe hidhni degëzat e trumzës. Nëse dëshironi, rregulloni lëngun e zierjes me një sasi të vogël uthull përpara se ta shërbeni.

2. Ndërkohë, në një tenxhere të madhe, ziejini lulelakrën dhe hudhrën në ujë të vluar aq sa të mbulohen për rreth 10 minuta ose derisa të zbuten. Kullojmë lulelakrën dhe hudhrën dhe kullojmë 2 lugë gjelle nga lëngu i gatimit. Vendosni lulelakrën dhe lëngun e gatimit në një përpunues ushqimi ose një tas të madh përzierjeje. Përpunoni derisa të jetë e qetë* ose bëjeni pure me një matës patate; shtoni 2 lugë vaj ulliri dhe sipas dëshirës e rregulloni me piper të bardhë. Mbajeni të ngrohtë deri në servirje.

3. Shpargujt i radhisim në një shtresë në një tepsi. Spërkateni me 2 lugë çaji vaj ulliri dhe përzieni. Spërkateni me piper të zi. Piqeni në furrë 400°F për rreth 8 minuta ose derisa të jenë të freskëta, duke e hedhur një herë.

4. Ndani lulelakrën e grirë në gjashtë pjata për servirje. Sipër vendosim pulën, kërpudhat dhe preshin. Hidhni sipër pak nga lëngu për zierje; shërbejeni me shparg të pjekur.

*Shënim: nëse jeni duke përdorur një procesor me shumë qëllime, kini kujdes që të mos e teproni pasi lulelakra do të bëhet shumë e hollë.

# SUPË PULE NË STILIN TAJLANDEZ

DETYRE SHTEPIE:Ngrijeni 30 minuta: Gatuani 20 minuta: 50 minuta Përdorimi: 4 deri në 6 racione

TAMARIND ËSHTË NJË FRUT I HIDHUR DHE MYZEQARPËRDORET NË KUZHINËN INDIANE, TAJLANDEZE DHE MEKSIKANE. SHUMË PASTA TAMARINDI TË PËRGATITURA KOMERCIALISHT PËRMBAJNË SHEQER; SIGUROHUNI QË TË BLINI NJË QË NUK E PËRMBAN. GJETHET E GËLQERES SË KAFIRIT MUND TË GJENDEN TË FRESKËTA, TË NGRIRA DHE TË THARA NË SHUMICËN E TREGJEVE AZIATIKE. NËSE NUK I GJENI, ZËVENDËSONI GJETHET NË KËTË RECETË ME 1½ LUGË ÇAJI LËVORE GËLQEREJE TË GRIRË IMËT.

- 2 kërcell limoni, të prera
- 2 lugë vaj kokosi të parafinuar
- ½ filxhan qepë të prera hollë
- 3 thelpinj hudhre te medha, te prera holle
- 8 gota lëng mishi të kockave të pulës (shih recetë) ose supë pule pa kripë të shtuar
- ¼ filxhan pastë tamarindi pa sheqer të shtuar (siç është marka Tamicon)
- 2 lugë gjelle me thekon nori
- 3 speca djegës të freskët Thai, të prera hollë me fara të paprekura (shih paragjykim)
- 3 gjethe kafir lime
- 1 copë xhenxhefil 3 inç, e prerë në feta hollë
- 4 gjysma të gjoksit të pulës prej 6 ons pa kocka dhe pa lëkurë
- 1 kanaçe 14,5 ons domate të pjekura të prera në kubikë, të pakulluara
- 6 ons asparagus të imët, të prerë dhe të prerë diagonalisht në copa ½ inç
- ½ filxhan gjethe borziloku tajlandez të paketuara (shih shënim)

1. Duke përdorur presion të fortë me pjesën e pasme të thikës, prisni bishtat e limonit. Pritini imët kërcellet e mavijosura.

2. Ngrohni vajin e kokosit në furrë mbi nxehtësinë mesatare. Shtoni bar limoni dhe qiqra; gatuajeni për 8 deri në 10 minuta, duke e përzier shpesh. Shtoni hudhër; gatuajini dhe përziejini për 2 deri në 3 minuta ose derisa të kenë aromë.

3. Shtoni lëngun e kockave të pulës, pastën e tamarindit, thekonet nori, djegësin, gjethet e limonit dhe xhenxhefilin. Lëreni të vlojë; zvogëloni nxehtësinë. Mbulojeni dhe ziejini në zjarr të ulët për 40 minuta.

4. Ndërkohë ngrini pulën për 20 deri në 30 minuta ose derisa të jetë e fortë. Pritini pulën në feta të holla.

5. Kullojeni supën përmes një kulleje me rrjetë të imët në një tenxhere të madhe, duke e shtypur me pjesën e pasme të një luge të madhe për të nxjerrë shijet. Hidhni lëndët e ngurta. Ziejeni supën. Shtoni mishin e pulës, domatet e pakulluara, shpargujt dhe borzilokun. Ulni nxehtësinë; ziejini pa mbuluar për 2 deri në 3 minuta ose derisa pula të jetë gatuar. Shërbejeni menjëherë.

# PULË E PJEKUR NË SKARË ME SHEREBELË LIMONI DHE ESKAROLE

DETYRE SHTEPIE:15 minuta pjekje: 55 minuta pushim: 5 minuta Përdorimi: 4 porcione

FETA LIMONI DHE GJETHE SHEREBELE.I VENDOSUR NËN LËKURËN E PULËS, I JEP SHIJE MISHIT NDËRSA GATUHET DHE KRIJON NJË DIZAJN TËRHEQËS NËN LËKURËN E FRESKËT DHE TË ERRËT PASI DEL NGA FURRA.

- 4 gjysma gjoksi pule me kocka (me lëkurë)
- 1 limon i prere shume holle
- 4 gjethe të mëdha sherebele
- 2 lugë çaji vaj ulliri
- 2 lugë çaji me erëza mesdhetare (shih recetë)
- ½ lugë çaji piper i zi
- 2 lugë vaj ulliri ekstra të virgjër
- 2 qepe, të prera në feta
- 2 thelpinj hudhre te grira
- Pritini 4 koka endive përgjysmë për së gjati

1. Ngrohni furrën në 400° F. Duke përdorur një thikë prerëse, lironi me kujdes lëkurën nga çdo gjysmë gjoksi, duke e lënë të mbërthyer në njërën anë. Mbi çdo mish gjoksi vendosni 2 feta limoni dhe 1 gjethe sherebele. Tërhiqeni butësisht lëkurën përsëri në vend dhe shtypeni butësisht poshtë për ta siguruar atë.

2. Vendoseni pulën në një enë pjekjeje të cekët. Lyejeni pulën me 2 lugë çaji vaj ulliri; spërkateni me erëza mesdhetare dhe ¼ lugë çaji piper. Grijini, pa mbuluar, për rreth 55 minuta ose derisa lëkura të marrë ngjyrë kafe të artë dhe të freskët dhe një termometër me lexim të menjëhershëm

të futur në regjistrat e pulës 170° F. Lëreni pulën të pushojë 10 minuta përpara se ta servirni.

3. Ndërkohë në një tigan të madh ngrohni 2 lugë vaj ulliri në zjarr mesatar. Shtoni qepujt; gatuajeni për rreth 2 minuta ose derisa të jetë e tejdukshme. Spërkateni endiven me ¼ lugë çaji të mbetur piper. Shtoni hudhrën në tigan. E vendosim endiven në tigan, me anën e prerë poshtë. Gatuani për rreth 5 minuta ose deri në kafe të artë. Kthejeni me kujdes endiven; gatuajeni 2 deri në 3 minuta më shumë ose derisa të zbuten. Shërbejeni me pulë.

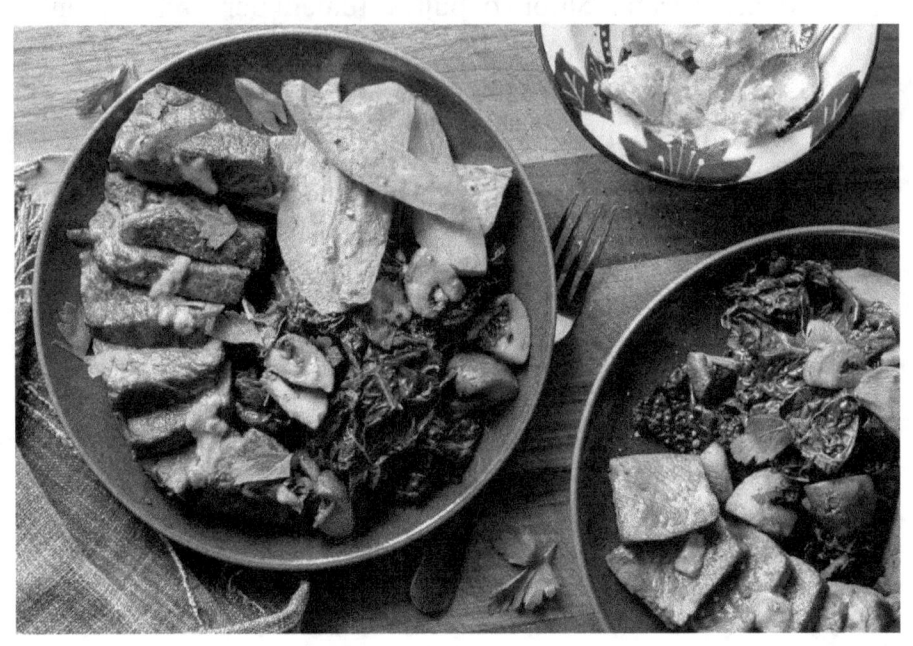

# PULË ME QEPË TË PRANVERËS, LAKËRISHTË DHE RREPKË

DETYRE SHTEPIE:Gatim 20 minuta: Pjekje 8 minuta: 30 minuta Përdorimi: 4 porcione

## EDHE PSE MUND TË DUKET E ÇUDITSHME TË GATUASH RREPKË,KËTU MEZI PIQEN, SA PËR TË ZBUTUR PICKIMIN PIKANT DHE PËR T'U ZBUTUR PAK.

3 lugë vaj ulliri

4 gjysma të gjoksit të pulës 10 deri në 12 ons me kocka (lëkurë)

1 lugë gjelle erëz limoni (shih<u>recetë</u>)

¾ filxhan qepë të prerë në feta

6 rrepka, të prera hollë

¼ lugë çaji piper i zi

½ filxhan vermut të bardhë të thatë ose verë të bardhë të thatë

⅓ filxhan krem shqeme (shih<u>recetë</u>)

1 tufë lakërishtë, kërcell të prerë dhe të prerë

1 lugë gjelle kopër të freskët, të prerë në rripa

1. Ngrohni furrën në 350° F. Ngrohni vajin e ullirit në një tigan të madh mbi nxehtësinë mesatare-të lartë. Thajeni pulën me një peshqir letre. Gatuani pulën me anën e lëkurës poshtë, për 4 deri në 5 minuta ose derisa lëkura të jetë e artë dhe krokante. Flip pule; gatuajini për rreth 4 minuta ose derisa të marrin ngjyrë kafe të artë. Vendoseni pulën, me anën e lëkurës lart, në një enë pjekjeje të cekët. Spërkatni erëzat e limonit mbi pulën. Piqni për rreth 30 minuta ose derisa një termometër i leximit të menjëhershëm i futur në pulat të regjistrojë 170°F.

2. Ndërkohë, hidhni të gjitha, përveç 1 lugë gjelle yndyrë nga tigani; Ngroheni përsëri tiganin. Shtoni qiqra dhe rrepka;

gatuajini për rreth 3 minuta ose derisa qepët të jenë tharë. Spërkateni me piper. Shtoni vermutin, duke e trazuar për të grirë pjesët e skuqura. Lëreni të vlojë; gatuaj derisa të zvogëlohet dhe të trashet pak. Shtoni krem shqeme; fermentoj. Hiqeni tiganin nga nxehtësia; shtoni lakërishten dhe koprën duke i trazuar lehtë derisa lakërishta të venihet. Shtoni çdo lëng pule që është mbledhur në enën e pjekjes.

3. Ndani përzierjen e qepës në katër pjata për servirje; vendosim pulën sipër.

# PULË TIKKA MASALA

DETYRE SHTEPIE: 30 minuta Marinimi: 4 deri në 6 orë Gatim: 15 minuta Pjekje në skarë: 8 minuta Përdorimi: 4 porcione

KJO ËSHTË FRYMËZUAR NGA NJË PJATË SHUMË E NJOHUR INDIANE. QË MUND TË MOS KETË ORIGJINËN FARE NË INDI, POR NË NJË RESTORANT INDIAN NË BRITANINË E MADHE. TIKKA MASALA TRADICIONALE E PULËS KËRKON QË PULA TË MARINOHET NË KOS DHE MË PAS TË GATUHET NË NJË SALCË DOMATE PIKANTE TË MBUSHUR ME KREM. PA PRODUKTE QUMËSHTI PËR TË ZBUTUR SHIJEN E SALCËS, KY VERSION ËSHTË VEÇANËRISHT I SHIJSHËM. NË VEND TË ORIZIT, SHËRBEHET MBI PETË KROKANTE ME KUNGUJ TË NJOMË.

1½ kile kocka pule ose pa lëkurë ose gjysmë gjoksi pule

¾ filxhan qumësht kokosi të rregullt (siç është Nature's Way)

6 thelpinj hudhre te grira

1 lugë gjelle xhenxhefil të freskët të grirë

1 lugë çaji koriandër të bluar

1 lugë çaji paprika

1 lugë çaji qimnon i bluar

¼ lugë çaji kardamom i bluar

4 lugë vaj kokosi të rafinuar

1 filxhan karota të grira

1 selino të prerë hollë

½ filxhan qepë të copëtuar

2 speca jalapeño ose serrano, me fara (sipas dëshirës) dhe të grira hollë (shih paragjykim)

1 kanaçe 14,5 ons domate të pjekura të prera në kubikë, të pakulluara

1 kanaçe 8-ons salcë domate pa kripë

1 lugë çaji garam masala pa kripë të shtuar

3 kunguj të njomë të mesëm

½ lugë çaji piper i zi

gjethe të freskëta koriandër

1. Nëse përdorni shkopinj pule, priteni secilën kopësht në tre pjesë. Nëse përdorni gjysma të gjoksit të pulës, prisni gjysmën e gjoksit në copa 2 inç, duke i prerë pjesët e trasha në gjysmë horizontalisht për t'i bërë ato më të holla. Vendoseni pulën në një qese të madhe plastike të rimbyllshme; Le menjane. Për marinadën, kombinoni ½ filxhan qumësht kokosi, hudhër, xhenxhefil, cilantro, paprika, qimnon dhe kardamom në një tas të vogël. Hidhni marinadën mbi pulën në qese. Mbyllni qesen dhe kthejeni për të lyer pulën. Vendoseni qesen në një tas mesatar; marinojini në frigorifer për 4 deri në 6 orë, duke e kthyer qesen herë pas here.

2. Ngrohni skarën. Ngrohni 2 lugë gjelle vaj kokosi në një tigan të madh mbi nxehtësinë mesatare. Shtoni karotën, selinon dhe qepën; gatuaj 6 deri në 8 minuta ose derisa perimet të jenë të buta, duke i përzier herë pas here. Shtoni jalapeños; gatuajeni dhe përzieni edhe për 1 minutë. Shtoni domatet e pa shtrydhura dhe salcën e domates. Lëreni të vlojë; zvogëloni nxehtësinë. Ziejini pa mbuluar për rreth 5 minuta ose derisa salca të trashet pak.

3. Kullojeni pulën, hidhni marinadën. Vendosni copat e pulës në një shtresë të vetme në raftin e pa ngrohur të enës së pjekjes. Grijini 5 deri në 6 inç nga zjarri për 8 deri në 10 minuta ose derisa pula të mos jetë më rozë, duke e kthyer një herë në gjysmë të rrugës së gatimit. Shtoni copat e ziera të pulës dhe ¼ filxhani të mbetur qumësht kokosi në përzierjen e domates në tigan. Gatuani për 1 deri në 2 minuta ose derisa të nxehet. Hiqeni nga nxehtësia; shtoni garam masala.

4. Prisni skajet e kungujve. Duke përdorur një prestar julienne, prisni kungull i njomë në shirita të gjatë dhe të hollë. Në një tigan shumë të madh, ngrohni 2 lugët e mbetura të vajit të kokosit në nxehtësi mesatare-të lartë. Shtoni rripat e kungujve dhe piper të zi. Gatuani dhe përzieni për 2 deri në 3 minuta ose derisa kungull i njomë të jetë i butë.

5. Për t'i shërbyer, ndajini kungull i njomë në katër pjata për servirje. Hidhni sipër përzierjen e pulës. Dekoroni me gjethe koriandër.

# RAS EL HANOUT DAULLE PULE

DETYRE SHTEPIE: 20 minuta  Koha e gatimit: 40 minuta  Përdorimi: 4 porcione

RAS EL HANOUT ËSHTË NJË KOMPLEKSDHE NJË PËRZIERJE ERËZASH EKZOTIKE MAROKENE. FRAZA DO TË THOTË "SHEFI I DYQANIT" NË ARABISHT, DUKE NËNKUPTUAR SE ËSHTË NJË PËRZIERJE UNIKE E ERËZAVE MË TË MIRA QË SHITËSI I ERËZAVE KA PËR TË OFRUAR. NUK KA NJË RECETË TË CAKTUAR PËR RAS EL HANOUT, POR SHPESH PËRMBAN NJË PËRZIERJE TË XHENXHEFILIT, ANISE, KANELLËS, ARRËMYSHKUT, KOKRRAVE TË SPECIT, KARAFILIT, KARDAMOMIT, LULEVE TË THATA (TË TILLA SI LIVANDO DHE TRËNDAFILI), YARROW, TOPUZ, GALANGAL DHE SHAFRAN I INDISË..

- 1 lugë qimnon i bluar
- 2 lugë çaji xhenxhefil të bluar
- 1½ lugë çaji piper i zi
- 1½ lugë çaji kanellë të bluar
- 1 lugë çaji koriandër të bluar
- 1 lugë çaji piper kajen
- 1 lugë çaji spec i grirë
- ½ lugë çaji karafil të bluar
- ¼ lugë çaji arrëmyshk i bluar
- 1 lugë çaji shafran (opsionale)
- 4 lugë gjelle vaj kokosi të parafinuar
- 8 shkopinj pule me kocka
- 1 pako kërpudha të freskëta 8 ons, të prera në feta
- 1 filxhan qepë të grirë
- 1 filxhan piper i kuq, i verdhe ose jeshil i grire (1 i madh)
- 4 domate rome, të prera dhe të prera
- 4 thelpinj hudhre, te grira
- 2 kanaçe 13,5 ons qumësht kokosi të rregullt (siç është Nature's Way)

3 deri në 4 lugë lëng limoni të freskët

¼ filxhan cilantro e freskët e grirë hollë

1. Për ras el hanout, në një llaç të mesëm ose tas të vogël, kombinoni qimnon, xhenxhefil, piper të zi, kanellë, koriandër, kajenë, spec, karafil, arrëmyshk dhe, sipas dëshirës, shafran. Grini në një llaç ose përzieni me një lugë që të bashkohen mirë. Le menjane.

2. Në një tigan shumë të madh, ngrohni 2 lugë vaj kokosi mbi nxehtësinë mesatare. Spërkatni 1 lugë gjelle ras el hanout mbi shkopinjtë e pulës. Shtoni pulën në tigan; gatuaj 5 deri në 6 minuta ose derisa të marrë ngjyrë kafe të artë, duke e kthyer një herë në gjysmë të gatimit. Hiqeni pulën nga tigani; duke mbajtur ngrohtë.

3. Në të njëjtin tigan ngrohni 2 lugët e mbetura me vaj kokosi në zjarr mesatar. Shtoni kërpudhat, qepët, specat, domatet dhe hudhrat. Gatuani dhe përzieni për rreth 5 minuta ose derisa perimet të zbuten. Shtoni qumësht kokosi, lëng lime dhe 1 lugë gjelle ras el hanout. Kthejeni pulën në tigan. Lëreni të vlojë; zvogëloni nxehtësinë. Ziejini, të mbuluara, për rreth 30 minuta ose derisa pula të zbutet (175°F).

4. Shërbejeni pulën, perimet dhe salcën në tasa. Dekoroni me koriandër.

Shënim: Mbani mbetjet e Ras el Hanout në një enë të mbyllur deri në 1 muaj.

# KOPSHAT E PULËS TË MARINUARA NË KARAMBOLA MBI SPINAQ TË ZIER

DETYRE SHTEPIE:40 minuta marinim: 4 deri në 8 orë gatim: 45 minuta përdorim: 4 porcione

THAJENI PULËN NËSE ËSHTË E NEVOJSHME.ME NJË PESHQIR LETRE PASI TË DALË NGA MARINADA PARA SE TA SKUQNI NË TIGAN. ÇDO LËNG I MBETUR NË MISH DO TË SPËRKAT NË VAJIN E NXEHTË.

8 shkopinj pule me kocka (1½ deri në 2 paund), pa lëkurë
¾ filxhan uthull të bardhë ose musht
¾ filxhan lëng portokalli të freskët
½ filxhan ujë
¼ filxhan qepë të copëtuar
¼ filxhan cilantro e freskët, e copëtuar
4 thelpinj hudhre, te grira
½ lugë çaji piper i zi
1 lugë gjelle vaj ulliri
1 karambola (carambola), e prerë në feta
1 filxhan lëng mishi kockash pule (shih recetë) ose supë pule pa kripë të shtuar
2 pako 9-ons me gjethe të freskëta spinaqi
gjethe të freskëta koriandër (opsionale)

1. Vendoseni pulën në një tenxhere inox ose smalt; Le menjane. Në një tas mesatar, kombinoni uthullën, lëngun e portokallit, ujin, qepën, ¼ filxhani cilantro të copëtuar, hudhrën dhe piperin; hidhet sipër pulës. Mbulojeni dhe marinoni në frigorifer për 4 deri në 8 orë.

2. Vendoseni përzierjen e pulës të ziejë në një tenxhere mbi nxehtësinë mesatare në të lartë; zvogëloni nxehtësinë.

Mbulojeni dhe ziejini për 35 deri në 40 minuta ose derisa pula të mos jetë më rozë (175°F).

3. Në një tigan shumë të madh, ngrohni vajin në zjarr mesatar. Duke përdorur darë, hiqni pulën nga furra, duke e tundur lehtë për të kulluar lëngun e gatimit; kurseni lëngun e gatimit. E skuqim pulën nga të gjitha anët, duke e kthyer shpesh që të skuqet në mënyrë të barabartë.

4. Ndërkohë kullojeni lëngun e gatimit për salcën; Kthehuni në furrë holandeze. Lëreni të vlojë. Gatuani për rreth 4 minuta që të zvogëlohet dhe të trashet pak; shtoni karambola; gatuaj edhe 1 minutë. Kthejeni pulën në salcë në furrë. Hiqeni nga nxehtësia; mbulojeni për të mbajtur ngrohtë.

5. Pastroni tiganin. Derdhni lëngun e kockave të pulës në tigan. Lëreni të vlojë mbi nxehtësinë mesatare-të lartë; shtoni spinaqin. Ulni nxehtësinë; skuqeni 1 deri në 2 minuta ose derisa spinaqi të jetë i butë, duke e përzier vazhdimisht. Transferoni spinaqin në një pjatë servirje me një lugë të prerë. Hidhni sipër pulën dhe salcën. Nëse dëshironi, spërkatni me gjethe koriandër.

# TACOS POBLANO LAKRA PULE ME CHIPOTLE MAYO

DETYRE SHTEPIE:Piqeni për 25 minuta: 40 minuta Përdorimi: 4 porcione

SHËRBEJINI KËTO TACO TË PISTA POR TË SHIJSHMEKAPNI ÇDO MBUSHJE QË I BIE GJETHES SË LAKRËS ME NJË PIRUN NDËRSA E HANI.

1 lugë gjelle vaj ulliri

2 speca poblano, të pastruara nga farat (opsionale) dhe të bluara (shihparagjykim)

½ filxhan qepë të copëtuar

3 thelpinj hudhre te grira

1 lugë spec djegës pluhur pa kripë

2 lugë çaji qimnon të bluar

½ lugë çaji piper i zi

1 kanaçe 8-ons salcë domate pa kripë

¾ filxhan lëng mishi kockash pule (shihrecetë) ose supë pule pa kripë të shtuar

1 lugë çaji rigon meksikan të tharë, të grimcuar

1 deri në 1½ kilogramë kocka pule pa lëkurë

10 deri në 12 gjethe lakre të mesme deri në të mëdha

Chipotle Paleo Mayo (shihrecetë)

1. Ngrohni furrën në 350° F. Në një tigan të madh kundër furrës, ngrohni vajin mbi nxehtësinë mesatare-të lartë. Shtoni piper poblano, qepë dhe hudhër; gatuajeni dhe përzieni për 2 minuta. Shtoni pluhur djegës, qimnon dhe piper të zi; gatuajeni dhe përzieni edhe për 1 minutë (uleni zjarrin nëse është e nevojshme që të mos digjen erëzat).

2. Shtoni në tigan salcën e domates, lëngun e kockave të pulës dhe rigonin. Lëreni të vlojë. Vendosni me kujdes kopsat e pulës në përzierjen e domates. Mbuloni enën me një

kapak. Piqni për rreth 40 minuta ose derisa pula të jetë e butë (175°F), duke e kthyer një herë në gjysmë të rrugës.

3. Hiqni pulën nga tigani; qetësohu pak. Duke përdorur dy pirunë, grijeni pulën në copa të vogla. Shtoni pulën e prerë në feta në përzierjen e domates në tigan.

4. Për ta servirur, masën e pulës e hedhim me lugë mbi gjethet e lakrës; sipër me Chipotle Paleo Mayo.

# ZIERJE PULE ME KAROTA TË REJA DHE BOK CHOY

DETYRE SHTEPIE:Gatim 15 minuta: Pushim 24 minuta: 2 minuta Përdorimi: 4 porcione

BABY BOK CHOY ËSHTË SHUMË I BUTËDHE MUND TË GATUANI SHUMË NË NJË ÇAST. PËR TA MBAJTUR ATË TË FRESKËT DHE TË FRESKËT DHE JO TË RRUDHUR OSE TË LAGUR, ZIEJINI ME AVULL NË NJË TENXHERE TË MBULUAR TË NXEHTË (JASHTË ZJARRIT) PËR JO MË SHUMË SE 2 MINUTA PËRPARA SE TA SHËRBENI ZIERJEN.

- 2 lugë gjelle vaj ulliri
- 1 presh, i prerë në feta (pjesë të bardha dhe jeshile të lehta)
- 4 gota lëng mishi të kockave të pulës (shih<u>recetë</u>) ose supë pule pa kripë të shtuar
- 1 filxhan verë të bardhë të thatë
- 1 lugë gjelle mustardë dijon (shih<u>recetë</u>)
- ½ lugë çaji piper i zi
- 1 degë trumzë e freskët
- 1¼ paund kocka pule pa kocka, pa lëkurë, të prera në copa 1 inç
- 8 ons karrota bebe me majë, të qëruara, të prera dhe të prera në gjysmë për së gjati, ose 2 karota mesatare, të prera diagonalisht
- 2 lugë çaji lëvore limoni të grirë hollë (rezervë)
- 1 lugë gjelle lëng limoni të freskët
- 2 koka baby bok choy
- ½ lugë çaji trumzë e freskët, e copëtuar

1. Në një tenxhere të madhe ngrohni 1 lugë vaj ulliri në zjarr mesatar. Gatuani preshin në vaj të nxehtë për 3 deri në 4 minuta ose derisa të zbuten. Shtoni lëngun e kockave të pulës, verën, mustardën Dijon, ¼ lugë çaji piper dhe një degë trumzë. Lëreni të vlojë; zvogëloni nxehtësinë. Gatuani për 10 deri në 12 minuta ose derisa lëngu të

zvogëlohet me rreth një të tretën. Hidhni degëzën e trumzës.

2. Ndërkohë 1 lugë vaj ulliri të mbetur e ngrohim në furrë në zjarr mesatar. Spërkateni pulën me ¼ lugë çaji të mbetur piper. Skuqini në vaj të nxehtë për rreth 3 minuta ose derisa të marrin ngjyrë kafe të artë, duke e përzier herë pas here. Nëse është e nevojshme, kullojeni yndyrën. Shtoni me kujdes përzierjen e reduktuar të supës në tenxhere, duke gërvishtur çdo grimcë kafe; shtoni karrota. Lëreni të vlojë; zvogëloni nxehtësinë. Ziejini pa mbuluar për 8 deri në 10 minuta ose derisa karotat të zbuten. Shtoni lëng limoni. Pritini bok choy-n në gjysmë për së gjati. (Nëse kokat bok choy janë të mëdha, pritini në katërsh.) Vendoseni bok choy-n sipër pulës në tenxhere. Mbulojeni dhe hiqeni nga nxehtësia; lëreni të qëndrojë për 2 minuta.

3. Shërbejeni zierjen në enë të cekëta. Spërkateni me lëkurën e limonit dhe gjethet e trumzës.

# SKUQNI PULËN ME SHQEME, PORTOKALL DHE PIPER TË ËMBËL NË MBËSHTJELLËSET E MARULEVE

FILLIMI PËR TË PËRFUNDUAR: 45 minuta bën: 4 deri në 6 racione

DO TË GJENI DY LLOJEVAJ KOKOSI NË RAFTE, I RAFINUAR DHE EKSTRA I VIRGJËR, OSE I PARAFINUAR. SIÇ SUGJERON EMRI I TIJ, VAJI I KOKOSIT EKSTRA I VIRGJËR PËRFTOHET DUKE SHTYPUR FILLIMISHT ARRA TË FRESKËTA DHE TË PAPËRPUNUARA. ËSHTË GJITHMONË ALTERNATIVA MË E MIRË KUR GATUHET NË NXEHTËSI MESATARE OSE MESATARE. VAJI I RAFINUAR I KOKOSIT KA NJË PIKË TYMI MË TË LARTË, PRANDAJ PËRDORNI ATË VETËM KUR GATUANI NË NXEHTËSI TË LARTË.

- 1 lugë gjelle vaj kokosi të rafinuar
- 1½ deri në 2 kilogramë kocka pule pa lëkurë, të prera në shirita të hollë si një kafshatë
- 3 speca të ëmbël të kuq, portokalli dhe/ose të verdhë, të hequr nga kërcelli, pa fara dhe të prera hollë në shirita të madhësisë së kafshatës
- Prisni 1 qepë të kuqe në gjysmë për së gjati dhe prisni hollë
- 1 lugë çaji lëvore portokalli të grira imët (rezervë)
- ½ filxhan lëng portokalli të freskët
- 1 lugë gjelle xhenxhefil të freskët të bluar
- 3 thelpinj hudhre te grira
- 1 filxhan shqeme të papërpunuara pa kripë, të thekura dhe të copëtuara përafërsisht (shih paragjykim)
- ½ filxhan qepë të prera në feta (4)
- 8 deri në 10 gjethe gjalpë ose marule

1. Në një wok ose tigan të madh, ngrohni vajin e kokosit në zjarr të fortë. Shtoni pulën; gatuajeni dhe përzieni për 2 minuta. Shtoni piper dhe qepë; gatuajini dhe përziejini për

2 deri në 3 minuta ose derisa perimet të fillojnë të zbuten. Hiqni pulën dhe perimet nga wok; duke mbajtur ngrohtë.

2. Fshijeni wok-in me një peshqir letre. Shtoni lëngun e portokallit në wok. Gatuani për rreth 3 minuta ose derisa lëngu të vlojë dhe zvogëloni pak. Shtoni xhenxhefil dhe hudhër. Gatuani dhe përzieni për 1 minutë. Kthejeni përzierjen e pulës dhe piperit në wok. Shtoni lëkurën e portokallit, shqeme dhe qepë. Shërbejeni të skuqur mbi gjethe marule.

# PULË VIETNAMEZE ME KOKOS DHE BAR LIMONI

FILLIMI PËR TË PËRFUNDUAR:Efekti 30 minuta: 4 racione

KY KERRI I SHPEJTË I KOKOSITMUND TË JETË NË TAVOLINË NË 30 MINUTA NGA MOMENTI KUR FILLON TË KAFSHOJË, DUKE E BËRË ATË VAKTIN IDEAL PËR NJË NATË JAVE TË NGARKUAR.

1 lugë gjelle vaj kokosi të parafinuar

4 kërcell limoni (vetëm pjesë të zbehta)

1 pako kërpudha perle 3,2 ons, të copëtuara

1 qepë e madhe, e prerë hollë në rrathë, e përgjysmuar

1 jalapeño e freskët, pa fara dhe e grirë hollë (shihparagjykim)

2 lugë gjelle xhenxhefil të freskët të bluar

3 thelpinj hudhre te grira

1½ kile kocka pule pa lëkurë, të prera hollë dhe të prera në copa të vogla

½ filxhan qumësht kokosi të rregullt (siç është Nature's Way)

½ filxhan lëng mishi kockash pule (shihrecetë) ose supë pule pa kripë të shtuar

1 lugë gjelle pluhur kari i kuq pa kripë

½ lugë çaji piper i zi

½ filxhan gjethe borziloku të freskët të copëtuar

2 lugë gjelle lëng limoni të freskët

Kokos i grirë pa sheqer (opsionale)

1. Në një tigan shumë të madh, ngrohni vajin e kokosit mbi nxehtësinë mesatare. Shtoni bar limoni; gatuajeni dhe përzieni për 1 minutë. Shtoni kërpudha, qepë, jalapeño, xhenxhefil dhe hudhër; gatuajini dhe përziejini për 2 minuta ose derisa qepa të zbutet. Shtoni pulën; gatuajeni për rreth 3 minuta ose derisa pula të jetë gatuar.

2. Në një tas të vogël përziejmë qumështin e kokosit, lëngun e kockave të pulës, pluhurin e kerit dhe piperin e zi. Shtoni

në përzierjen e pulës në tigan; gatuajeni për 1 minutë ose derisa lëngu të trashet pak. Hiqeni nga nxehtësia; shtoni borzilok të freskët dhe lëng lime. Nëse dëshironi, spërkatni pjesët me kokos.

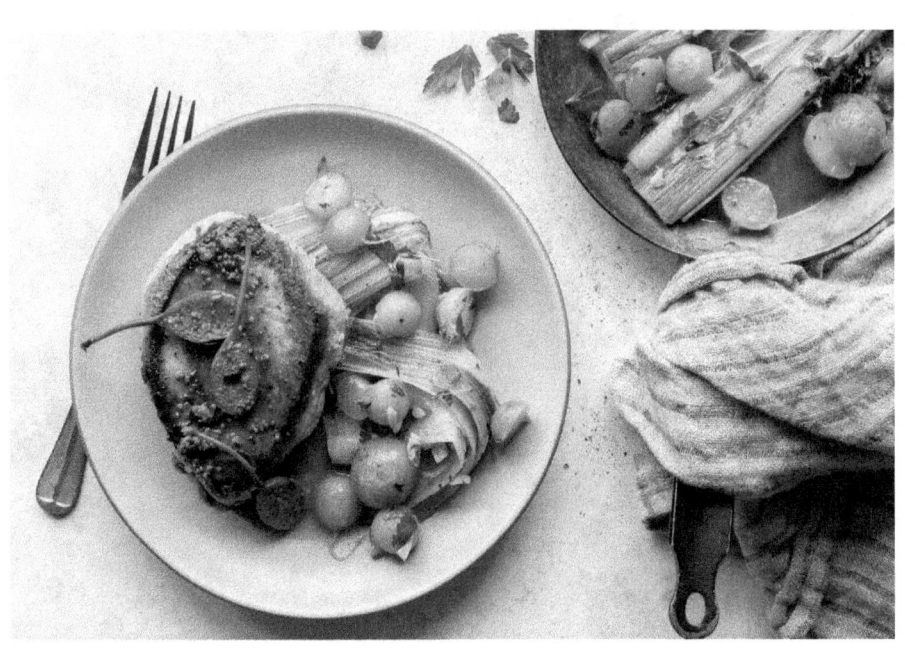

# SALLATË ME ENDIVE ME PULË DHE MOLLË TË PJEKUR NË SKARË

DETYRE SHTEPIE:30 minuta skarë: 12 minuta efekt: 4 racione

NËSE JU PËLQEN NJË MOLLË MË E ËMBËLSHKONI ME HONEYCRISP. NËSE JU PËLQEN BYREKU ME MOLLË, PËRDORNI GRANNY SMITH OSE, PËR EKUILIBËR, PROVONI NJË PËRZIERJE TË DY VARIETETEVE.

3 mollë të mesme Honeycrisp ose Granny Smith

4 lugë çaji vaj ulliri ekstra të virgjër

½ filxhan qepe të grira hollë

2 lugë majdanoz të freskët të grirë

1 lugë gjelle me erëza shpendësh

3 deri në 4 koka endive, të katërta

1 kile gjoks pule ose gjeldeti të bluar

⅓ filxhan lajthi të thekura të copëtuara*

⅓ filxhan vinegrette klasike franceze (shih_recetë_)

1. Pritini mollët në gjysmë dhe hiqni thelbin. Qëroni dhe grijeni imët 1 mollë. Nxehni 1 lugë çaji vaj ulliri në një tigan mesatar mbi nxehtësinë mesatare. Shtoni mollë të copëtuar dhe qepe; gatuaj derisa të zbutet. Shtoni majdanozin dhe erëzat e shpendëve. Lëreni të ftohet.

2. Ndërkohë pastroni qendrën e 2 mollëve të mbetura dhe pritini në feta. Lyejini anët e prera të fetave të mollës dhe eskarolit me vajin e mbetur të ullirit. Në një tas të madh, kombinoni përzierjen e pulës dhe mollës së ftohur. Ndani në tetë pjesë; formësoni secilën pjesë në një petë 2 inç.

3. Për një skarë me qymyr ose gaz, vendosni petat e pulës dhe fetat e mollës në një skarë të drejtpërdrejtë mbi

nxehtësinë mesatare-të lartë. Mbulojeni dhe piqeni në skarë për 10 minuta, duke e kthyer një herë në gjysmë të gatimit. Shtoni anën e prerë të endive poshtë. Mbulojeni dhe piqni në skarë 2 deri në 4 minuta ose derisa endive të jenë djegur lehtë, mollët të jenë të buta dhe petat e pulës të jenë gati (165°F).

4. Prisni eskarolen në copa të mëdha. E ndajmë endiven në katër pjata për servirje. Sipër vendosni burgerët e pulës, fetat e mollës dhe lajthitë. Spërkateni me vinegrette klasike franceze.

*Këshillë: Për të thekur lajthitë, ngrohni furrën në 350° F. Shtroni arrat në një shtresë të vetme në një enë pjekjeje të cekët. Piqni për 8 deri në 10 minuta ose derisa të skuqet lehtë, duke e kthyer një herë për të marrë një ngjyrë të njëtrajtshme. Ftoheni pak arrat. Vendosni arrat e ngrohta në një peshqir kuzhine të pastër; fërkojeni me një peshqir për të hequr lëkurën e lirshme.

# SUPË PULE TOSKANE ME SHIRITA LAKËR JESHILE

DETYRE SHTEPIE: Koha e gatimit: 15 minuta: 20 minuta Përdorimi: 4 deri në 6 porcione

NJË LUGË PESTO— ZGJEDHJA JUAJ E BORZILOKUT OSE RUKOLËS — I SHTON SHIJE TË MADHE KËSAJ SUPË TË SHIJSHME TË KALITUR ME ERËZA SHPENDËSH PA KRIPË. PËR TA MBAJTUR LAKRËN ME SHIRIT TË GJELBËR TË NDEZUR DHE SA MË TË PASUR ME LËNDË USHQYESE, GATUAJENI ATË VETËM DERISA TË THAHET.

1 kile pule e bluar
2 lugë gjelle me erëza shpendësh pa kripë
1 lugë çaji lëvore limoni të grirë imët
1 lugë gjelle vaj ulliri
1 filxhan qepë të grirë
½ filxhan karrota të copëtuara
1 filxhan selino të grirë
4 thelpinj hudhre, te prera ne feta
4 gota lëng mishi të kockave të pulës (shih recetë) ose supë pule pa kripë të shtuar
1 kanaçe 14,5 ons domate të pjekura pa kripë të shtuar, të pakulluara
1 tufë kale Lacinato (Toskane), kërcelli i hequr, i prerë në feta
2 lugë gjelle lëng limoni të freskët
1 lugë çaji trumzë e freskët e prerë në rripa
Pesto borziloku ose rukola (shih receta)

1. Në një tas mesatar, kombinoni pulën e bluar, erëzat e shpendëve dhe lëkurën e limonit. Përziejini mirë.

2. Ngrohni vajin e ullirit në një furrë holandeze mbi nxehtësinë mesatare. Shtoni përzierjen e pulës, qepën, karotën dhe selinon; gatuajeni 5 deri në 8 minuta ose derisa pula të mos jetë më rozë, duke e trazuar me lugë druri për të

copëtuar mishin dhe duke shtuar thelpinj hudhër gjatë minutës së fundit të gatimit. Shtoni lëngun e kockave të pulës dhe domaten. Lëreni të vlojë; zvogëloni nxehtësinë. Mbulojeni dhe ziejini në zjarr të ulët për 15 minuta. Shtoni lakër jeshile, lëng limoni dhe trumzë. Ziejini pa mbuluar për rreth 5 minuta ose derisa lakra jeshile të zbutet.

3. Për ta servirur e derdhim supën në tasa dhe i hedhim peston me borzilok ose rukolë.

# LARG PULE

DETYRE SHTEPIE:Gatuani për 15 minuta: Ftoheni për 8 minuta: 20 minuta Përdorimi: 4 racione

KY VERSION I NJË PJATE POPULLORE TAJLANDEZEMISHI I PULËS SË GRIRË ME SHUMË ERËZA DHE PERIMET E SHËRBYERA NË GJETHET E MARULES JANË TEPËR TË LEHTA DHE TË SHIJSHME, PA SHEQER TË SHTUAR, KRIPË DHE SALCË PESHKU (E CILA ËSHTË SHUMË E PASUR ME NATRIUM) QË TRADICIONALISHT JANË PJESË E LISTËS SË PËRBËRËSVE. ME HUDHËR, DJEGËS TAJLANDEZ, BAR LIMONI, LËVORE LIME, LËNG LIMONI, NENEXHIK DHE KORIANDËR, NUK DO TË DËSHIRONI TA HUMBISNI KËTË.

1 lugë gjelle vaj kokosi të rafinuar

2 paund pulë të bluar (95% gjoks i dobët ose i bluar)

8 ons kërpudha, të grira imët

1 filxhan qepë të kuqe të grirë hollë

1 deri në 2 speca djegës tajlandez, me fara dhe të grira imët (shih paragjykim)

2 lugë hudhër të grirë

2 lugë gjelle limoni të grirë hollë*

¼ lugë çaji karafil të bluar

¼ lugë çaji piper i zi

1 lugë gjelle lëvozhgë gëlqereje të grirë imët

½ filxhan lëng limoni të freskët

⅓ filxhan gjethe menteje të freskëta të paketuara fort, të copëtuara

⅓ filxhan cilantro e freskët e paketuar imët, e copëtuar

1 kokë marule ajsberg, e ndarë në gjethe

1. Në një tigan shumë të madh, ngrohni vajin e kokosit mbi nxehtësinë mesatare. Shtoni pulën e bluar, kërpudhat, qepën, specin djegës, hudhrën, limonin, karafilin dhe piperin e zi. Gatuani për 8 deri në 10 minuta ose derisa

pula të jetë gatuar, duke e trazuar me një lugë druri për të copëtuar mishin ndërsa gatuhet. Nëse është e nevojshme, kullojeni. Transferoni përzierjen e pulës në një tas shumë të madh. Lëreni të ftohet për rreth 20 minuta ose derisa të jetë pak më e ngrohtë se temperatura e dhomës, duke e përzier herë pas here.

2. Në përzierjen e pulës shtoni lëkurën e limonit, lëngun e limonit, nenexhikun dhe cilantron. Shërbejeni në gjethe marule.

*Këshillë: Do t'ju duhet një thikë e mprehtë për të përgatitur barin e limonit. Pritini kërcellin e drunjtë nga pjesa e poshtme e kërcellit dhe gjethet e gjelbra të forta nga maja e bimës. Hiqni dy shtresat e jashtme të forta. Ju duhet të keni një copë limoni rreth 6 inç të gjatë dhe me ngjyrë të verdhë të zbehtë. Pritini kërcellin në gjysmë horizontalisht, pastaj prisni përsëri secilën gjysmë në gjysmë. Pritini çdo të katërtën e kërcellit në feta shumë të holla.

# BURGERA PULE ME SALCË SHQEME SZECHUAN

DETYRE SHTEPIE:Gatuani për 30 minuta: 5 minuta Grill: 14 minuta Përdorimi: 4 racione

VAJ DJEGËS I MARRË ME NGROHJEVAJI I ULLIRIT ME PIPER TË KUQ TË BLUAR MUND TË PËRDORET NË MËNYRA TË TJERA. PËRDORENI ATË PËR TË SKUQUR PERIMET E FRESKËTA OSE SPËRKATNI ME PAK VAJ DJEGËS PARA PJEKJES.

- 2 lugë gjelle vaj ulliri
- ¼ lugë çaji piper i kuq i bluar
- 2 gota shqeme të papërpunuara, të thekura (shih paragjykim)
- ¼ filxhan vaj ulliri
- ½ filxhan kungull i njomë i grirë
- ¼ filxhan qiqra të grira hollë
- 2 thelpinj hudhre te grira
- 2 lugë çaji lëvore limoni të grirë imët
- 2 lugë çaji xhenxhefil të freskët të grirë
- 1 kile gjoks pule ose gjeldeti të bluar

## SALCË SHQEME SZECHWAN

- 1 lugë gjelle vaj ulliri
- 2 lugë gjelle qiqra të grira hollë
- 1 lugë gjelle xhenxhefil të freskët të grirë
- 1 lugë çaji pluhur kinez me pesë erëza
- 1 lugë çaji lëng limoni të freskët
- 4 gjethe marule ose marule

1. Për vajin djegës, bashkoni vajin e ullirit dhe piperin e kuq të bluar në një tenxhere të vogël. Ngroheni në zjarr të ulët për 5 minuta. Hiqeni nga nxehtësia; lëreni të ftohet.

2. Për gjalpin e shqemeve, vendosni shqeme dhe 1 lugë gjelle vaj ulliri në një blender. Mbulojeni dhe përzieni derisa të

bëhet krem, duke ndaluar për të gërvishtur anët sipas nevojës dhe shtoni vaj ulliri shtesë, nga 1 lugë gjelle, derisa të përdoret e gjithë ¼ filxhani dhe gjalpi të jetë shumë i butë; Le menjane.

3. Në një tas të madh, përzieni kungull i njomë, qepën, hudhrën, lëkurën e limonit dhe 2 lugë çaji xhenxhefil. Shtoni pulën e bluar; përzieni mirë. Formoni përzierjen e pulës në katër peta ½ inç të trasha.

4. Për një skarë me qymyr ose gaz, vendosni petat në një tigan të lyer me vaj direkt mbi nxehtësinë mesatare. Mbulojeni dhe piqeni në skarë për 14 deri në 16 minuta ose derisa të mbaroni (165°F), duke e kthyer një herë në gjysmë të gatimit.

5. Ndërkohë për salcën ngrohni vajin e ullirit në një tigan të vogël në zjarr mesatar. Shtoni qiqrat dhe 1 lugë gjelle xhenxhefil; ziejini në zjarr mesatar-të ulët për 2 minuta ose derisa qepa të zbutet. Shtoni ½ filxhan gjalpë shqeme (fusni në frigorifer gjalpin e mbetur të shqeme deri në 1 javë), vaj djegës, lëng limoni dhe pluhur pesë erëzash. Gatuani edhe 2 minuta të tjera. Hiqeni nga zjarri.

6. Shërbejini empanadat në gjethe marule. Hidhni sipër salcën.

# MBULESA PULE TURKE

DETYRE SHTEPIE: 25 minuta pushim: 15 minuta Koha e gatimit: 8 minuta Përdorimi: 4 deri në 6 porcione

"BAHARAT" THJESHT DO TË THOTË "ERËZ" NË ARABISHT. NJË ERËZ ME PËRDORIM TË GJITHANSHËM NË KUZHINËN E LINDJES SË MESME, PËRDORET SHPESH SI LYERJE NË PESHK, SHPENDË DHE MISH, OSE PËRZIHET ME VAJ ULLIRI DHE PËRDORET SI MARINADË PËR PERIME. KOMBINIMI I ERËZAVE TË ËMBLA DHE TË NGROHTA SI KANELLA, QIMNON, KORIANDËR, KARAFIL DHE PAPRIKA E BËN ATË VEÇANËRISHT AROMATIK. SHTIMI I NENEXHIKUT TË THATË ËSHTË NJË PREKJE TURKE.

- ⅓ filxhan kajsi të thata të pasulfizuara, të copëtuara
- ⅓ filxhan fiq të thatë të copëtuar
- 1 lugë gjelle vaj kokosi të parafinuar
- 1½ kilogram gjoks pule të bluar
- 3 gota presh të prera në feta (vetëm pjesët e bardha dhe jeshile të lehta) (3)
- ⅔ speca të mesëm jeshil dhe/ose të kuq, të prerë në feta hollë
- 2 lugë gjelle erëza Baharat (shih<u>recetë</u>, nën, më poshtë)
- 2 thelpinj hudhre te grira
- 1 filxhan domate pa fara të copëtuara (2 të mesme)
- 1 filxhan kastravec të copëtuar pa fara (½ madhësi mesatare)
- ½ filxhan fëstëkë pa kripë, të prerë dhe të copëtuar, të thekur (shih<u>paragjykim</u>)
- ¼ filxhan nenexhik të freskët të copëtuar
- ¼ filxhan majdanoz të freskët të grirë
- 8 deri në 12 gjethe të mëdha marule

1. Vendosni kajsitë dhe fiqtë në një tas të vogël. Shtoni ⅔ filxhan ujë të vluar; lëreni të qëndrojë për 15 minuta. Kullojeni, duke rezervuar ½ filxhan lëng.

2. Ndërkohë, në një tigan shumë të madh, ngrohni vajin e kokosit në zjarr mesatar. Shtoni pulën e bluar; gatuajeni për 3 minuta, duke e trazuar me një lugë druri për të copëtuar mishin ndërsa gatuhet. Shtoni preshin, paprikën, specin baharat dhe hudhrën; gatuajini dhe përziejini për rreth 3 minuta ose derisa pula të jetë gatuar dhe speci të jetë i butë. Shtoni kajsitë, fiqtë, lëngun e ndarë, domatet dhe kastravecat. Gatuani dhe përzieni për rreth 2 minuta ose derisa domatet dhe kastravecat të fillojnë të prishen. Shtoni fëstëkët, nenexhikun dhe majdanozin.

3. Shërbejeni pulën dhe perimet mbi gjethe marule.

Erëza Baharat: Në një tas të vogël, përzieni 2 lugë gjelle paprika të ëmbël; 1 lugë gjelle piper i zi; 2 lugë çaji mente të thatë, të grimcuar imët; 2 lugë çaji qimnon të bluar; 2 lugë çaji koriandër të bluar; 2 lugë çaji kanellë të bluar; 2 lugë çaji karafil të bluar; 1 lugë çaji arrëmyshk i bluar; dhe 1 lugë çaji kardamom të bluar. Ruani në një enë të mbyllur mirë në temperaturën e dhomës. Bën rreth ½ filxhan.

# PULAT SPANJOLLE KORNISH

DETYRE SHTEPIE:Pjekje 10 minuta: Pjekje 30 minuta: 6 minuta Përdorimi: 2-3 porcione

KJO RECETË NUK MUND TË ISHTE MË E LEHTË"DHE REZULTATET JANË ABSOLUTISHT TË MAHNITSHME. SASI TË BOLLSHME PAPRIKA TË TYMOSUR, HUDHËR DHE LIMON U JAPIN KËTYRE ZOGJVE TË VEGJËL AROMË TË MADHE.

2 pula Cornish 1½ kile, të shkrira nëse janë të ngrira

1 lugë gjelle vaj ulliri

6 thelpinj hudhre te grira

2 deri në 3 lugë gjelle paprika të tymosur të ëmbël

¼ deri në ½ lugë çaji piper kajen (opsionale)

2 limonë të prerë në katër pjesë

2 lugë majdanoz të freskët të grirë (sipas dëshirës)

1. Ngrohni furrën në 375°F. Për të ndarë pulat, përdorni gërshërët e kuzhinës ose një thikë të mprehtë për të prerë përgjatë dy anëve të shtyllës kurrizore të ngushtë. Hapeni zogun me flutur dhe priteni pulën në gjysmë përmes kockës së gjoksit. Hiqni të pasmet duke i prerë lëkurën dhe mishin, duke e ndarë shkopin e daulles nga gjoksi. Mbani krahun dhe gjoksin të paprekur. Fërkoni copat e pulës Cornish me vaj ulliri. Spërkateni me hudhër të grirë.

2. Vendosni copat e pulës, me anën e lëkurës lart, në një tigan shumë të madh kundër furrës. Spërkateni me paprika të tymosur dhe piper kajen. Shtrydhni të katërtat e limonit mbi pulë; shtoni në tigan të katërtat e limonit. Ktheni copat e pulës nga ana e lëkurës poshtë në tigan. Mbulojeni dhe piqeni për 30 minuta. Hiqeni tavën nga furra.

3. Ngrohni grilën. Duke përdorur darë, ktheni pjesët. Rregulloni raftin e furrës. Grijini 4 deri në 5 inç nga nxehtësia për 6 deri në 8 minuta derisa lëkura të marrë ngjyrë kafe të artë dhe mishi i pulës të jetë gati (175°F). Hidhni sipër lëngjet e tiganit. Nëse dëshironi, spërkatni me majdanoz.

www.ingramcontent.com/pod-product-compliance
Lightning Source LLC
Chambersburg PA
CBHW071433080526
44587CB00014B/1820